JN213914

元気で長生きのための
健康増進科学論
改訂版

新見道夫
NIIMI Michio

ふくろう出版

はじめに

　わが国の保健政策は，21世紀に入って健康増進へと新しい一歩を踏み出しています．健康増進とは，人々が健康を管理し，より健康にすごせる可能性を模索する方法であります．本書では，健康の維持，増進に必要な身体と心の健康についての科学と技術について学び，元気で長生きするための秘訣を探りたいと思います．特に，生活習慣病の成因と病態を理解し，生活習慣が各種疾患に関わっている科学的根拠を学びます．これからの時代は，個人個人が自ら健康を守るための積極的な行動が必要であり，保健医療に携わる者は，健康を守るための正しい知識の普及に努めなければなりません．

　本書は，香川県立保健医療大学大学院保健医療学研究科（修士課程）の講師として担当している教科目「健康増進科学論」（1年次前期・30時間・必修）の授業で展開されたものをもとに整理してまとめたものです．

　本書では，広範な学問領域を対象として「健康増進科学論」を学生に理解してもらうため，できるだけ新しい資料と情報を用いて，実際の社会活動にも役立つことを目標に編集しました．講義の対象となっている看護師，臨床検査技師のみならず医師，栄養士，薬剤師をはじめ，保健・医療・福祉の分野で健康増進科学を学ぶ学生に広く利用されることを期待しております．

2012年1月

新　見　道　夫

改訂版の発行にあたって

　出版後7年の歳月がたち，社会情勢や医学の進歩に著しい変化がみられることから，統計資料の更新と最新の知見についても加筆し，改訂を行いました．本書が，医療人を育てる大学や専門学校などで，健康増進や生活習慣病について学ぶ学生の皆様の参考書として役立つことを期待しています．

2019年12月

新　見　道　夫

目次 CONTENTS

第1章　健康増進科学論とは … *1*
Ⅰ　健康のとらえかた … *1*
Ⅱ　健康の指標 … *1*
（1）平均寿命　*1*
（2）健康寿命　*2*
Ⅲ　未病と予防医学 … *3*
（1）未病　*3*
（2）予防医学　*3*
Ⅳ　生活習慣病とその対策 … *3*
（1）生活習慣病とは　*3*
（2）国民健康づくり対策　*4*
Ⅴ　健康で長生きする秘訣とは … *5*

第2章　栄養，運動，休養（睡眠）と健康 … *7*
Ⅰ　栄養 … *7*
（1）日本人の食事摂取基準の策定　*7*
（2）栄養摂取の状況と疾病　*7*
（3）食生活スタイルの変化　*11*
Ⅱ　運動 … *12*
（1）身体活動・運動とは　*12*
（2）健康づくりのための運動指針2006および身体活動基準2013　*13*
（3）運動処方の実際　*13*
Ⅲ　休養（睡眠）と健康 … *14*
（1）睡眠とは　*15*
（2）睡眠時間　*15*
（3）睡眠障害　*16*
（4）睡眠障害の予防と治療　*16*

第3章　飲酒・喫煙と健康　　18
Ⅰ　飲酒　　18
（1）飲酒習慣の現状　*18*
（2）アルコールの働きとその代謝　*19*
（3）アルコール依存症　*20*
（4）アルコール性肝障害　*20*
（5）アルコール制限の意義　*21*
（6）わが国におけるアルコール関連問題　*22*
（7）WHOの最近の動き　*23*
Ⅱ　喫煙　　23
（1）喫煙の歴史　*23*
（2）喫煙の健康影響　*24*
（3）禁煙指導の展開　*26*
（4）禁煙治療の実際　*27*
（5）禁煙支援対策　*28*

第4章　メタボリックシンドロームの予防と保健指導　　30
Ⅰ　メタボリックシンドロームとは　　30
Ⅱ　メタボリックシンドロームの診断基準　　30
Ⅲ　メタボリックシンドロームとアディポカイン　　32
Ⅳ　メタボリックシンドロームと心血管病　　34
Ⅴ　メタボリックシンドロームと慢性腎臓病（CKD）との関連　　35
Ⅵ　メタボリックシンドロームの治療および保健指導　　35

第5章　糖尿病の現状とその予防　　40
Ⅰ　糖尿病の疫学　　40
Ⅱ　糖尿病の概念と成因分類　　41
Ⅲ　糖尿病の診断基準　　41
Ⅳ　糖尿病診断基準の境界型の概念　　42

Ⅴ　糖尿病の予防 ……………………………………………………………… *43*
　　（1）糖尿病の食事療法の原則　*43*
　　（2）グライセミック・インデックス，カーボカウントとは　*43*
　　（3）糖尿病の運動療法　*44*

第6章　慢性腎臓病の概念とその予防　*46*
　Ⅰ　慢性腎臓病の概念 ……………………………………………………………… *46*
　Ⅱ　推定糸球体濾過量とは ………………………………………………………… *46*
　Ⅲ　CKDと検尿 …………………………………………………………………… *47*
　Ⅳ　CKDと心血管病との関連 …………………………………………………… *48*
　Ⅴ　メタボリックシンドロームとCKDの関連 ………………………………… *48*
　Ⅵ　CKDにおける糖尿病腎症の重要性 ………………………………………… *48*
　Ⅶ　CKDの予防 …………………………………………………………………… *49*
　Ⅷ　末期腎不全治療の動向 ………………………………………………………… *49*

第7章　がんの予防と効果的ながん検診　*51*
　Ⅰ　がんの疫学 ……………………………………………………………………… *51*
　Ⅱ　がん対策基本法 ………………………………………………………………… *52*
　Ⅲ　がん検診の歴史，および現状と問題点 ……………………………………… *53*
　Ⅳ　がんの予防法 …………………………………………………………………… *55*
　Ⅴ　がんの診療と緩和医療について ……………………………………………… *57*

第8章　認知症とその予防　*60*
　Ⅰ　認知症とは ……………………………………………………………………… *60*
　Ⅱ　アルツハイマー病の病態 ……………………………………………………… *61*
　Ⅲ　アルツハイマー病の診断と病期分類 ………………………………………… *62*
　Ⅳ　アルツハイマー病の治療 ……………………………………………………… *62*
　　（1）薬物療法　*62*
　　（2）非薬物療法　*64*
　Ⅴ　アルツハイマー病の予防 ……………………………………………………… *64*

  Ⅵ 認知症と社会支援 ··· 66

第9章　ストレスと健康 ··· 68
  Ⅰ ストレスとは ··· 68
  Ⅱ 生体のストレスと伝達経路 ··· 68
  Ⅲ ストレス関連疾患 ··· 69
  Ⅳ ストレスの評価法 ··· 70
    （1）STAIの質問調査　*70*
    （2）唾液中ストレス関連物質　*72*
  Ⅴ ストレスマネジメント ··· 76

第10章　感染症の現状とその予防 ··· 79
  Ⅰ 感染症の現状 ··· 79
  Ⅱ 最近のわが国の感染症対策 ··· 80
  Ⅲ インフルエンザ ··· 81
    （1）A型インフルエンザの流行　*81*
    （2）パンデミックインフルエンザA（H1N1）2009　*81*
    （3）鳥インフルエンザ　*82*
  Ⅳ 結核 ··· 83
    （1）わが国の結核対策のあゆみ　*84*
    （2）肺結核の現状と最近の特徴　*85*
    （3）肺結核の診断と感染の推測法　*85*
    （4）治療と予防　*85*
  Ⅴ HIV感染症（エイズ；AIDS） ··· 86
    （1）エイズ対策のあゆみ　*86*
    （2）わが国のHIV感染者・エイズ患者の動向　*87*
    （3）HIV感染・エイズの診断　*87*
    （4）エイズの治療　*88*
    （5）HIV感染・エイズの対策　*88*

索　引 ·· 90

第1章 健康増進科学論とは

I 健康のとらえかた

　世界保健機構（World Health Organization; WHO）における健康は，1948年のWHO大憲章の前文で，「健康とは，完全な身体的，精神的及び社会的良好の状態であり，単に疾病または虚弱でないということではない」と謳われている．健康についての新しい考え方を示し，身体的状態だけでなく，精神的，社会的状態も考慮し，全体的にとらえたことにより，これまでより一歩進んだ定義となった．また，その前文の次には，「到達しうる最高基準の健康を享受することは，人種，宗教，政治的信条，経済的または社会的条件の如何にかかわらず，すべての人々が有する基本的権利の一つである」と，基本的人権としての健康権が謳われている．日本国憲法の第25条においても，「すべての国民は健康で文化的な最低限度の生活を営む権利を有する」と記されており，国民の健康が人権としてとらえられている．

　最近の社会的風潮として健康への関心は極めて高く，様々な健康食品やサプリメント，ジョギング，ウォーキング，エアロビクス，ダンベル器具を用いた体操など数多くのブームがおこっているが，一方で運動不足，お酒の飲みすぎや喫煙，菓子類の過剰摂取，睡眠不足，様々なストレスなどがあり，自己管理の難しい時代である．そのため，健康の保持増進のためには，個人に対する教育面での支援と環境面での支援を組み合わせて行う必要がある．WHOによると，健康増進とは，「人々が健康を管理し，より健康にすごせる可能性を模索する方法である」と定義し，豊かな人生（Quality of life）を最終目標に掲げている．現在では，健康にこのように広く捉えられ，「生活の質」という概念と重なり，健康政策が展開されている．

II 健康の指標

（1）平均寿命

　健康の指標としてよくつかわれるものが，平均寿命と死亡率である．平均寿命は，生まれたばかりの新生児が，平均何年生きられるかを示す指標である．わが国において，乳幼

児の死亡が多かった時代，平均寿命はきわめて短かったが，戦後は男女とも平均寿命は大幅に延び，以来，その延びは穏やかになったものの，着実に改善している（表1-1）．2017年の日本人の平均寿命は，女性87.2歳で世界第1位，男性は81.0歳で第2位であった（表1-2）．ちなみに女性の平均寿命の世界第2位はスイス，フランスの85.3歳，4位はスウェーデンの84.1歳となり，男性の第1位はスイスで81.5歳，3位がスウェーデンとアイスランドの80.7歳であった．平均寿命の最も低い国はアフリカのシエラレオネで，男女平均で51.8歳であった．このように，一般的には高所得の国ほど平均寿命が長く，低所得の国ほど平均寿命が短いという傾向がある．日本の場合は，医療を中心とした生活レベルの高さを示すものであると考えられるが，一方で，高齢社会化が進んでいくということでもある．65歳以上の老年人口の総人口に占める割合は2017年では27.7%であったが，2040年には35.3%に達すると予測されている（表1-1）．

(2) 健康寿命

WHOが2000年に公表し，「健康寿命とは日常的に介護を必要としないで，自立した生活ができる生存期間」と定義している．つまり，平均寿命から自立した生活ができない期間をひいたものが健康寿命になる．平均寿命とは別に，各国の保健政策の達成度を示す指標

表1-1 わが国の老年人口と平均寿命[8]

西暦	老年人口 （65歳以上 %）	平均寿命 男	平均寿命 女
1950	4.9	58.0	61.5
1960	5.7	65.3	70.1
1970	7.1	69.3	74.6
1980	9.1	73.3	78.7
1990	12.0	75.9	81.9
2000	17.4	77.7	84.6
2010	23.0	79.5	86.3
2017	27.7	81.0	87.2

表1-2 2017年の平均寿命上位の国・地域[8]

男　性		女　性	
①スイス	81.5歳	①日本	87.2歳
②日本	81.0歳	②スイス	85.3歳
③スウェーデン	80.7歳	フランス	85.3歳
アイスランド	80.7歳	④スウェーデン	84.1歳
⑤フランス	79.5歳	⑤アイスランド	83.7歳

になる可能性がある．「健康日本21（第2次）」では，国民基礎調査の結果を用いて「日常生活に制限のない期間の平均」を健康寿命の主指標としている．日本人の健康寿命は2016年のレポートによると，男性72.1歳，女性74.7歳であり，順調に延伸しているが，平均寿命との格差は大きい．この差を短縮することができれば，個人の生活の質の低下を防ぐとともに，社会保障負担の軽減も期待できる．

III 未病と予防医学

（1）未病

未病という言葉は中国の最古の医学書とされる「黄帝内経素問」に初めて登場し，未病を病気に向かう状態としており，この時機を見つけて治す医療者を非常に優れた聖人と呼んだ．日本未病システム学会の定義によると，東洋医学的未病とは，自覚症状があるけれど検査では明確でない状態とし，西洋医学的未病とは検査を行うことで発見できる異常状態としている．未病のエビデンスを重視して，病気の前兆を早く見出し早く治療に入り，病気の芽を摘み取ろうというものである．この時機にしっかり治すことが医療費を最も安く済ますことになり，後遺症も残さず回復が期待できる．遺伝子検索も未病の範疇に入る．

（2）予防医学

アジア・ヨーロッパの広大な地域を征服した後，チンギスハンは南宗より道教の高僧長春真人を帳幕に招き，「真人遠くからきたる．いかなる長生の薬ありや．あらば以て余に資すべし」と訊ね，真人いわく，「衛生の道あり．されど長生の薬なし」と答えたという．当時の衛生の道とは何を意味するのか，その解釈は難しいが，中国から伝わった未病対策の重要性を述べたのではないかと考えられ，現在の予防医学に通じる．現在の予防医学の大切さを明確に予見したのは，内科学の父と称されるウィリアム・オスラー（1849-1919）で，「将来の医療は，病気の予防によって健康を保持する方向に進む」と述べている．

IV 生活習慣病とその対策

（1）生活習慣病とは

以前は成人病と呼ばれ，その定義（1957年）は「主として，脳卒中，がん，心臓病など40歳前後から死亡率が高くなり，しかも，全死因の中で上位を占め，40〜60歳の働き盛りに多い疾病」とされた．その後，生活習慣とこれらの疾患との関係が明らかになり，生

活習慣病という概念が導入された．生活習慣病の定義（1996年）は，「食習慣，運動習慣，休養，喫煙，飲酒などの生活習慣が，その発症・進行に関与する疾患群」とされている．早期発見，早期治療を目的とした二次予防に重点をおいていた従来の対策に加え，健康を増進し，発病を予防する一次予防対策も推進していく方針を新たに導入した疾患概念である．具体的な疾患と生活習慣との関連は，表1-3に示す．わが国では，戦後，結核による死亡率が減少し，悪性新生物，心疾患，脳血管疾患などの生活習慣病が増加し，これらを合わせると死因の約51％（2017年）を占めている（図1-1）．2014年の患者調査によると，医療機関を受診している総患者数は約1,782万人になり，医療費については，2015年国民医療費によると，9兆2,273億円に上り，これは医科診療医療費の30.7％を占めることになる．

（2）国民健康づくり対策

わが国においては，疾病の予防や治療対策から，積極的な健康増進を図るため，1978（昭和53）年より，第1次国民健康づくり対策が開始された．1988（昭和63）年からは，第2

表1-3　生活習慣病と疾患との関係

食習慣	2型糖尿病，メタボリックシンドローム，脂質異常症，高尿酸血症，循環器病，大腸がんなど
運動習慣	2型糖尿病，メタボリックシンドローム，脂質異常症，高血圧症，大腸がんなど
喫　煙	肺扁平上皮がん，虚血性心疾患，慢性閉塞性肺疾患（肺気腫，慢性気管支炎）など
飲　酒	アルコール性肝障害，アルコール依存症など

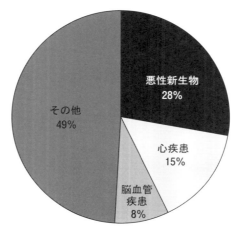

図1-1　死因別死亡割合（2018年，厚生労働省「人口の動態統計」による[8]）

次国民健康づくり対策（アクティブ80ヘルスプラン）において，健康増進の3要素として，運動，栄養，休養が示された．さらに，第3次国民健康づくり対策として健康寿命を延伸し，すべての国民が健やかで活力ある社会とするための対策として，「21世紀における国民健康づくり運動（健康日本21）」が策定された．大きな課題となっている生活習慣病を9つの分野で選定し，それぞれの取り組みの方向性と具体的な目標値を示した．2005年にはメタボリックシンドロームの概念が導入され，健康日本21に新規目標項目として，メタボリックシンドローム該当者・予備群の減少などが加えられた．2007年に健康日本21の中間報告書がとりまとめられ，2010年には最終評価が実施された．また，国民一人一人が生涯にわたり元気で活動的に生活できる「明るく活力ある社会」の構築のため，国民の健康寿命を延ばすことを基本目標に置き，「生活習慣病予防対策の推進」と「介護予防の推進」を柱とする10ヵ年戦略（健康フロンティア戦略）が2005年から展開されてきた．

さらに，2013年から2022年度まで取り組む新たな健康増進対策として，「全ての国民が共に支え合い，健やかで心豊かに生活できる活力ある社会」を目標にした「21世紀における第2次国民健康づくり運動：健康日本21（第2次）」が進められている．

V 健康で長生きする秘訣とは

貝原益軒は江戸時代の儒学者で健康書の原典として有名な『養生訓』があるが，その養生二訓で，「幸せに長生きしようと思うのが，人の願いであり務めである．それこそが養生の道である．縁あってこの世に生まれてきたのだから，生まれてきたことに感謝をし，幸せに長生きしようというのが人の願いであり，また，務めである．そのためには日々の養生が欠かせないのである．なのに養生を怠り，欲望のまま行動をし，身をほろぼすのは愚かである．」と述べている．益軒のいう人間の命の大切さと，健康を維持し，仁を重んじた人生を楽しむという教訓は，まさに，現代医学の理想に通じるものがある．

『健康増進科学論』では，生活習慣病やその予防について学び，元気で長生きし，人生を全うできる術を探ってみたい．

参考文献
1）後閑容子，蝦名美智子：健康科学概論．基礎看護学．ヌーヴェルヒロカワ，2003．
2）World Health Organization, Health and Welfare Canada, Public Health association, Ottawa Chapter for Health Promotion, 1986.
3）秦葭哉：「健康寿命」再考．Geriat Med 46（1）：5-7, 2008.
4）平成30年版高齢社会白書（概要版）－内閣府

cao.go.jp＞kourei＞whitepaper＞html＞gaiyou
5 ）都島基夫：未病と健康寿命．臨床検査　54（8）：861-870，2010．
6 ）井上靖：蒼き狼．新潮文庫
7 ）日野原重明：医学するこころ．岩波書店
8 ）厚生の指標　国民衛生の動向．増刊2018/2019，65（9），2018．
9 ）ジョージ秋山：貝原益軒の養生訓．海竜社，東京，2010．

第2章 栄養，運動，休養（睡眠）と健康

I 栄養

　現在の死因の上位を占めるがん，心臓病，脳血管疾患などの生活習慣病は，食生活と関係が深い疾患である．今日の国民の栄養摂取状況は，全体的には概ね良好なものとなってきているが，個々にみると脂肪エネルギー比率の増加，塩分のとりすぎ，カルシウムの摂取不足などいくつかの問題がみられ，生活習慣病の増加を招いている．

（1）日本人の食事摂取基準の策定

　健康日本21では，食生活の指針が作成され（2000年），国民1人1人が自ら食生活改善に取り組むための具体的な食生活の目標を示し，健康づくりの普及啓発などに活用されてきた．2005年には，「日本人の食事摂取基準（2005年版）」が厚生労働省と農林水産省の共同で策定され，健康な個人または集団を対象として，国民の健康の維持・増進，生活習慣病の予防を目的に，エネルギーおよび各栄養素の摂取量の基準が示された．また，食生活指針を具体的な行動に結びつけ，「食」選択のツールの1つとして，「何を」「どれだけ」食べたら良いかを具体的にイラストで示した「食事バランスガイド」が策定された．「食事バランスガイド」においては，一般の人々にとってのわかりやすさを考慮し，「料理」で表現されている．主食，副菜，主菜，牛乳・乳製品，果物という料理区分があり，単位は「1つ（SV）」と標記され，摂取の目安となる1日分の摂取の目安が示されている．2010年には，日本人の食事摂取基準（2010年版）が改訂され，「食事バランスガイド」の一部が変更された（図2－1）．2015年の改訂では，策定目的に，生活習慣病の発症予防とともに「重症化予防」が加えられ，さらに，生活習慣病の予防を目的に「目標量」が設定された．

（2）栄養摂取の状況と疾病

　日本人の食事摂取基準に照らし，わが国の食生活の現状はどのようになっており，その過不足によりどのような病気になるのか，また，その対策について示す．

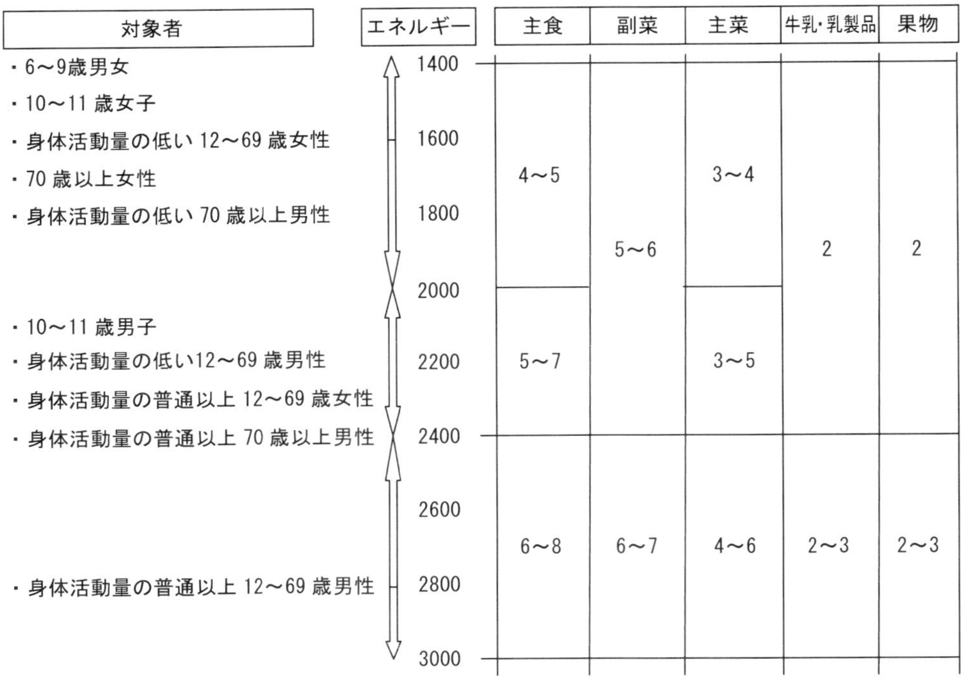

対象者	エネルギー	主食	副菜	主菜	牛乳・乳製品	果物
・6〜9歳男女 ・10〜11歳女子 ・身体活動量の低い12〜69歳女性 ・70歳以上女性 ・身体活動量の低い70歳以上男性	1400 1600 1800 2000	4〜5	5〜6	3〜4	2	2
・10〜11歳男子 ・身体活動量の低い12〜69歳男性 ・身体活動量の普通以上12〜69歳女性 ・身体活動量の普通以上70歳以上男性	2200 2400	5〜7		3〜5		
・身体活動量の普通以上12〜69歳男性	2600 2800 3000	6〜8	6〜7	4〜6	2〜3	2〜3

(単位:つ (SV) サービングの略)

図2−1 食事バランスガイド:食事摂取基準(2010年版)による対象者の性別,料理区分における摂取の目安[1]

表2−1 栄養素等摂取量[1]

栄養素等別	性・年齢	男 20歳以上	女 20歳以上
調査人数		2,714	3,080
エネルギー	kcal	2,134	1,720
たんぱく質	g	76.7	64.9
炭水化物	g	291.9	239.3
食塩(ナトリウム×2.54×1000)		10.8	9.1
カリウム	mg	2,382	2,256
カルシウム	mg	510	508
鉄	mg	8.2	7.5
ビタミンA	μgRE	532	514
ビタミンB_1	mg	0.95	0.82
ビタミンB_2	mg	1.22	1.15
ビタミンC	mg	96	104
脂肪エネルギー比率	%	26.5	28.2
炭水化物エネルギー比率	%	59.0	56.6
動物性たんぱく質比率	%	52.5	51.5

1）エネルギー

　表2−1は2017（平成29）年の国民健康・栄養調査の結果である．20歳以上の男性では平均2,134kcal，女性では1,720kcalを摂取している．これは現在の多くの日本人の運動量に見合ったエネルギー量といえる．また，エネルギー構成比では，年々，糖質によるエネルギー摂取が減少し，脂質によるものが増えていたが，現在では，たんぱく質14.9％，脂質27.4％，炭水化物57.7％と理想的な比率になっている．

2）たんぱく質

　2017年の国民健康・栄養調査の結果では，20歳以上のたんぱく質摂取は，男性76.7g，女性64.9gであるので，摂取基準に照らして適正である．動物性たんぱく質の占める割合は，男女とも50％程度である．

3）脂質

　2017年の調査結果によれば，脂肪エネルギー比は男性26.5％，女性28.2％で，2015年の摂取基準20〜30％未満の範囲内である．心血管疾患死亡率は，大豆製品，魚，海藻，野菜，果物を摂取する日本型食事パターンで低いのに対して，動物性食品摂取の多いパターンでは増加することが示されているので，子供や若年成人の食育が重要である．

4）糖質

　摂取エネルギーの占める糖質の割合は，男性で59.0％，女性で56.6％であり，摂取基準からは適正な摂取状況である．穀物からのエネルギー摂取率は，最近40％程度と変化していないが，甘い嗜好品（菓子や果物）の摂取量増加が問題であり，肥満，糖尿病につながる．

5）食物繊維

　食物繊維とは，「人の消化酵素で消化されない食事中の難消化性成分の総体」と定義されている．日本人は，食物繊維のほとんどを穀類，いも類，種実類，豆類，きのこ類，海藻類から摂取している．食物繊維の働きは消化管運動の活性化，腸管内通過時間の短縮，食物成分の消化吸収能の低下などがあげられ，その欠乏状態は消化管疾患や代謝性疾患の誘因となる．2017年の調査によると，食物繊維摂取量は20歳以上の男性で15.2g，女性で14.8gであり，目標量である20g/日には届いていない．

6）ビタミン

　2017年の調査結果によれば，ビタミンA，ビタミンB_1，ビタミンB_2，ビタミンCは適切な摂取量となっている．ビタミンAは緑黄色野菜に多く含まれ，皮膚粘膜を強化するため多くとりたいものである．ビタミンB_1，B_2はエネルギー代謝に関与する補酵素であり，運動のように消費エネルギーが増加する場合は多めにとる必要がある．B_1は豚肉，胚芽米に，B_2は牛乳に多く含まれている．ビタミンCは，運動などのストレス時に体内利用が

高まるため補給が必要である．

7）カルシウム

　骨は常に代謝されており，骨量の維持にはカルシウム摂取と適度な運動が不可欠である．骨量の低下，骨の脆弱化のため骨折の危険が増した疾患が骨粗鬆症であるが，わが国では，患者数が1,000万人を超えると推定されており，その予防が重要である．2017年度の国民健康・栄養調査では，20歳以上の男性で510mg，女性で508mgの摂取であった．カルシウム摂取量800mg/日以上を目指し，牛乳・乳製品を中心に表2－2のような食品を多く摂取することが望まれる．

8）鉄

　2017年度の国民健康・栄養調査では，20歳以上の男性で8.2mg，女性で7.5mgの摂取であった．摂取基準は男性7.5mg，女性10.5mgである．女性の鉄の所要量は，成長期を過ぎると閉経まで男性より多くなる．赤身の肉類，レバーなどの摂取が推奨される．

9）塩分

　2017年の国民健康・栄養調査によると，食塩の摂取量は20歳以上の男性で10.8g/日，女性で9.1g/日である．2015年の摂取基準によると男性1日8g未満，女性7.0g未満，高血圧者では6g未満とされている．減塩により血圧が低下することについてのエビデンスは確立しているので，その対策は重要である．

　これまで，野菜，果物に多く含まれるカリウムの摂取は血圧を低下させることが報告されているが，米国では，それを確認する大規模なDASH（Dietary Approach to Stop Hypertension）試験が実施された（表2－3）．DASH食では穀物を中心とし，野菜・果物などの摂取でカリウム，カルシウム，マグネシウム，食物繊維を増やし，さらに，減塩を行うなどの食事の改善が，血圧を低下させたと報告している．日本食はDASH食に近いが，食塩およびコレステロール摂取量が多く，カリウム，マグネシウム，カルシウムの摂

表2－2　カルシウムの豊富な食品[7]

食品名	1回量	カルシウム（mg）
チーズ	6mm厚2切れ	270
牛乳	200mL	230
桜えび	大さじ3	200
豆腐	1/2丁	180
がんもどき	1個	140
小松菜	1鉢	140
ヨーグルト	100g	130
ごま	大さじ1	110
いわし丸干し	1尾	90

取量が少ない．このような証明を踏まえ，高血圧の食事療法の基本としては，表2－4のような治療法が適当と考えられる．

（3）食生活スタイルの変化
1）食の簡便化
わが国では，国民は経済的にゆたかになり，食の世界でも，食品産業や外食産業が発達して外食化が進み，便利になったが，一方で，手づくり料理のよさも減じた．これからは，加工食品でも使いこなしていく必要がある．また，外食や中食（惣菜・弁当などを持ち帰って食べること）は，一般的に味付けが濃く，脂質が多く野菜が少ないなど栄養素が偏りがちであることが問題である．

2）欠食の増加
朝食の欠食率は若い人に多く，20歳代で男性30.6％，女性23.6％と最も高い（平成29年，国民健康・栄養調査）．朝食を摂らないと，脳はエネルギー不足になり，集中力や記憶力が落ちるといわれている．また，1日の栄養バランスがとりにくくなり，肥満につながる．食育を行い，食行動の改善を図る必要がある．

表2－3　平均的米国食，DASH食と日本の食事の比較[8]

栄養素など	米国標準食	DASH食	日本（男）	日本（女）
脂肪（％）	37	27	23.7	26.1
飽和脂肪酸	16	6	6.1	7.1
一価不飽和	13	13	8.6	9.4
多価不飽和	8	8	6.2	6.6
糖質（％）	48	55	52.3	56.2
コレステロール	300	150	446	359
カリウム（mg）	1,700	4,700	1,920	1,891
マグネシウム（mg）	165	500	288	250
カルシウム（mg）	450	1,240	605	607
ナトリウム（mg）	3,000	3,000	4,843	4,278
食塩相当量（g）	7.6	7.6	12.3	10.9
エネルギー（kcal）	2,100	2,100	2,278	1,798

表2－4　高血圧の食事療法

1）塩分を控える：味付けをうすくする
2）野菜は毎食，果物は毎日1個：野菜や果物には，血圧を下げる作用があるといわれるカリウムが豊富である．
3）牛乳を1日にコップ1杯：カルシウムやマグネシウムの多い牛乳には血圧を下げる作用がある．
4）肉よりお魚がおすすめ：飽和脂肪酸やコレステロールは動脈硬化を進める．

3）孤食化

ライフスタイルの多様性から，家族がそろって食事を囲む機会が減少しており，独りで食べる孤食が増えている．話をしながら楽しい食事ができるような環境作りも重要である．

II 運動

貝原益軒は養生訓16訓に，「毎日少しずつ運動すればよい．血行がよくなり病気にかかりにくくなる．運動は散歩するだけでもよい．健康は保てる」と，運動することの大切さを説いている．今日，多くの研究から，運動や身体活動の増加は，肥満や高血圧の予防および軽減，インスリン抵抗性，脂質異常の改善などをもたらし，心血管病の予防に有効であることが明らかにされている．2006年に，「健康づくりのための運動指針2006（エクササイズガイド2006）」が公表され，2008年には特定健診・特定保健指導制度が実施されている．また，「健康日本21（第2次）」を推進するため，「健康づくりのための身体活動基準2013」が科学的知見に基づいて改訂されている．このように，運動療法に対する社会情勢は追い風であり，今後はその質の向上と普及活動が求められている．この章では，運動療法の基本的な理論とその実際について述べる．

（1）身体活動・運動とは

運動指針において，「身体活動」は，安静にしている状態より多くのエネルギーを消費する全ての動きのことをいう．「運動」とは，身体活動のうち，体力の維持・向上を目的として計画的・意図的に実施するものをいう．「生活活動」とは，身体活動のうち，運動以外のものをいい，職業活動上のものも含む（図2-2）．

身体活動の強さを表す単位として，「メッツ」を用い，安静時の何倍に相当するかで表す．座って安静にしている状態が1メッツ，普通歩行が3メッツに相当する．身体活動の量の単位をエクササイズと呼び，身体活動の強度（メッツ）に身体活動の実施時間をかけたものである．

メッツとエクササイズ（例）
- 3メッツの身体活動を1時間行った場合
3メッツ×1時間＝3エクササイズ（メッツ×時）
- 6メッツの身体活動を30分行った場合
6メッツ×1/2時間＝3エクササイズ（メッツ×時）

（2）健康づくりのための運動指針2006および身体活動基準2013

この2006運動指針においては，身体活動量として，週に23エクササイズ以上の活発な身体活動（運動・生活活動）を行い，そのうち4エクササイズ以上の活発な運動を行うことを目標としている．図2-3に示すように，運動の種類によって運動強度は大きく異なる．肥満で内臓脂肪を減らすためには，10エクササイズ以上の運動が必要で，この量は速歩で30分間，週5日である．さらに，平成25年度に策定された「健康づくりのための身体活動基準2013」では，子供から高齢者までの基準設定を検討し，生活習慣病患者やその予備群の者および生活機能低下者における身体活動の在り方についても言及されている．

（3）運動処方の実際

最大酸素摂取量の50%（50%強度）が効果と安全性の面から適している．50%強度は脂肪の燃焼率が高く，運動中の血圧上昇も軽度で，血中乳酸の蓄積もほとんど認められず，運動を持続することができる．50%強度を超えると血中乳酸濃度は上昇し，主観的にきついと感じるようになる．50%強度は，外来では脈拍数（110～130程度）と主観的運動強度（ボルグ指数）（図2-4）を指標にする．ボルグスケールでは，自覚的運動強度の11（楽である）から13（ややきつい）の範囲で実施する．

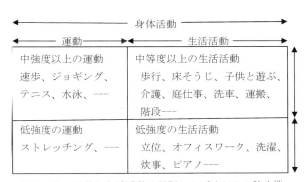

図2-2　運動と生活活動の区別およびそれらの強度[12]

活動内容	時間（分）
ボーリング，バレーボール，フリスビー，ウエイトトレーニング（軽・中等度）	20
速歩，体操（ラジオ体操など），ゴルフ（カートを使って），卓球，バドミントン，アクアビクス，太極拳	15
軽いジョギング，ウエイトトレーニング（高強度），ジャズダンス，エアロビクス，バスケットボール	10
水泳（ゆっくり），サッカー，テニス，スキー，スケート，ランニング，水泳，柔道，空手	7～8

図2-3　1エクササイズに相当する運動の例[13]

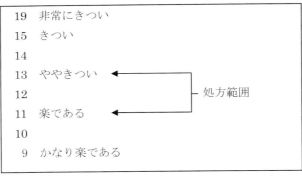

図2-4 ボルグ指数[15]

　運動種目は，消費熱量を高め脂質の動員を促すため，大腿筋などの大きな筋肉をダイナミックに動かす有酸素運動が効果的で安全であり，歩行，水泳，水中歩行，社交ダンス，体操，サイクリングなどがある．肥満者では関節痛，筋肉痛，呼吸困難などの訴えが多く，行動に制限がある場合が多い．ジョギングは避け，関節，筋肉に負担のかかりにくい種目を選ぶようにする．

　1日の運動時間は30分以上で，週3時間以上を目標とする．頻度はできれば毎日，最低週に3回以上行う．

　高血圧，糖尿病，脂質異常症に対する運動指針は，各学会のガイドラインで示されている．メタボリックシンドロームでは無症状の虚血性心疾患を有するなど，危険な病態を含む場合もあり，医師による身体チェック，運動負荷試験を含む循環器系の検査が不可欠である．

　また，高齢者においてロコモティブシンドローム（運動器障害によって，移動機能が低下した状態）や軽度認知障害の改善ができるとの科学的根拠を踏まえて，前記運動量の基準に加えてすべての世代の運動習慣を有することが望ましいとされている．

III 休養（睡眠）と健康

　国民健康づくり対策として，1988（昭和63）年にアクティブ80ヘルスプランが策定され，健康増進の3要素として，運動，栄養，休養が示された．休養には，心身の疲労を回復する「休む」という側面だけでなく，人間性を育成し，教養を高め，「養う」という側面もある．睡眠は生活習慣の一部であり，睡眠によって休養を十分にとることが大切であり，ここでは睡眠に関する基礎的知識および睡眠障害について述べる．

(1) 睡眠とは

　睡眠とは,「脳の機能として起きる有機体の生理的な活動水準低下状態」と定義されている．重要な点は脳が病的でなく活動水準を下げるということである．

　睡眠には,ノンレム睡眠とレム睡眠の2種類がある．眠りにつくと,睡眠段階1から4までのノンレム睡眠が現れ,やがて眠りは浅くなりレム睡眠に移行する．レム睡眠期には,急速眼球運動が現れ,抗重力筋の筋緊張低下,心拍数,呼吸筋の増加や変動があり,この時期には夢をみていることが多い．レム睡眠とノンレム睡眠は約90分の間隔で交代して,1晩に4～5回繰り返される（図2-5）．

(2) 睡眠時間

　睡眠時間がどれくらい必要かは個人差が大きく,年齢によっても異なっている．6時間以下の睡眠で平気な人（短時間睡眠者）がいる一方,10時間も眠らないと寝不足のため十分に能力を発揮できない人（長時間睡眠者）もいる．また,睡眠のパターンは,加齢とともに変化する．レム睡眠は乳幼児期を境にして漸次減少するが,その後変化はない．総睡眠時間は加齢とともに漸次減少し,深睡眠（睡眠段階3～4）は減少,浅睡眠（睡眠段階1～2）は増加する．したがって,夜間睡眠が断片化し,覚醒回数が増加する．一方,昼間の眠気,居眠りが増加し,日中の覚醒水準が低下する．

　厚生労働省平成29年度の調査によると,20歳以上の1日の平均睡眠時間は,男女とも6時間以上7時間未満が最も多く,男性35.0%,女性33.4%であった．また,休養の状況では,ここ1ヶ月間,睡眠で休養が「まったくとれていない」「あまりとれていない」と回答した者の割合を合わせると,21.9%であった．これは,目標値の,とれない人の割合15%以下を上回っており,改善が必要である．

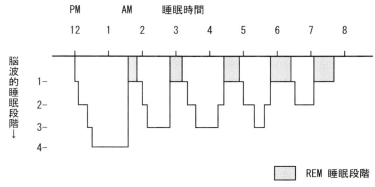

図2-5　終夜睡眠の経過（文献[16]より引用改変）

(3) 睡眠障害

睡眠障害は，睡眠が量的，質的に障害された状態であり，日常生活に支障をきたすことが多い．不眠と過眠がある．

①入眠障害：寝つきが悪く，入眠に時間を要する型で，最も頻度が高い．
②中途覚醒：夜中に目が覚めやすく，一晩に2回以上目が覚める型で，中途覚醒後になかなか眠れない．再入眠障害も含まれる．
③早朝覚醒：朝早く目覚めすぎる型．
④熟眠障害：ぐっすり眠ったという満足感の得られない型．
⑤過眠：昼間の過剰な眠気が毎日繰り返しおこり，持続する場合は過眠症と考えられる．睡眠時無呼吸症候群やナルコレプシーが代表であり，終夜睡眠ポリグラフィー検査が必要である．

(4) 睡眠障害の予防と治療

日中の勤務や生活に支障を来すような訴えがある場合，あるいは，入眠困難を訴える患者には睡眠薬を少量から使う．

生活習慣上の注意としては，寝る前の刺激物や飲食の禁止，寝る前に風呂につかり，身体をリラックスさせる，寝室環境の整備などが大切である．昼間に強い眠気におそわれると訴える患者の中には，背景に軽いうつ病が存在する場合があり，専門医に相談する必要がある．また，事故の背景に睡眠の問題があることが多いので，社会問題としても顕在化している．厚生労働省では，2003（平成15）年に健康づくりのための睡眠指針：快適な睡

表2-5 健康づくりのための睡眠指針2014（平成26年3月）[2]

第1条	良い睡眠で，からだもこころも健康に
第2条	適度な運動，しっかり朝食，ねむりとめざめのメリハリを
第3条	良い睡眠は，生活習慣病予防につながります
第4条	睡眠による休養感は，こころの健康に重要です
第5条	年齢や季節に応じて，ひるまの眠気で困らない程度の睡眠を
第6条	良い睡眠のためには，環境づくりも重要です
第7条	若年世代は夜更かし避けて，体内時計のリズムを保つ
第8条	勤労世代の疲労回復・能率アップに，毎日十分な睡眠を
第9条	熟年世代は朝晩メリハリ，ひるまに適度な運動で良い睡眠
第10条	眠くなってから寝床に入り，起きる時刻は遅らせない
第11条	いつもと違う睡眠には，要注意
第12条	眠れない，その苦しみをかかえずに，専門家に相談を

眠の7か条を策定していたが，過去10年間に新たな科学的知見が蓄積されたことや，健康日本21（第2次）が開始されたことを踏まえて，新たに平成26年3月に健康づくりのための睡眠指針2014が策定された（表2－5）．新指針では，世代別の指針や心の健康の観点から新たな条項が加えられた．このように，睡眠の問題を改善していくことは，体と心の病気の発症や悪化の予防に重要な意味をもつと考えられる．

参考文献

1) 厚生の指標　国民衛生の動向．増刊2010/2011，57 (9)，2010.
2) 厚生の指標　国民衛生の動向．増刊2018/2019，65 (9)，2018.
3) 日本人の食事摂取基準（2015年版）の概要
   https://www.mhlw.go.jp/file/04-Houdouhappyou-10904750...0000041955.pdf
4) 厚生労働省．平成29年国民健康・栄養調査結果の概要
   https://www.mhlw.go.jp/content/10904750/000351576.pdf
5) Shimazu T, et al Dietary patterns and cardiovascular disease motality in Japan; A prospective cohort study. Int J Epidelmiol 36: 600-609, 2007.
6) 日本医師会編，食事指導のABC．改訂第3版，日本医師会発行，2008.
7) 廣田孝子，廣田憲二：骨粗鬆症の予防と治療に役立つ食事．内科　104 (3)：461-469, 2009.
8) Sacks FM, et al: Effects on blood pressure of reduced dietary sodium and the dietary approaches to stop hypertension (DASH) diet. DASH-sodium collaborative research group. N Engl J Med 344 (1): 3-10, 2001.
9) 岡山明編：メタボリックシンドローム予防の健康教育．健康同人社，東京，2007.
10) 佐藤祐三編：運動療法と運動処方．文光堂，東京，2008.
11) ジョージ秋山：貝原益軒の養生訓．海竜社，東京，2010.
12) 田畑泉：新しい運動基準・運動指針とその概要．臨床栄養　110 (1)，41-46, 2007.
13) 運動所要量・運動指針の策定検討会：健康づくりのための運動指針2006 〜生活習慣病予防のために〜 ＜エクササイズガイド2006＞．臨床栄養　110 (2)，197-214, 2007.
14) 厚生労働省：健康づくりのための身体活動基準2013.
    http://www.mhlw.go.jp/stf/houdou/2r9852000002xple.html
15) 佐々木淳：運動療法の実際と注意点．日本医師会雑誌　136 (1)，205-207, 2007.
16) 大熊輝雄：臨床脳波学．第5版，医学書院，東京，1999.

第3章 飲酒・喫煙と健康

I 飲酒

(1) 飲酒習慣の現状

　アルコール飲料はエタノール（CH_3CH_2OH）の含まれる飲み物で，ビール，日本酒，焼酎，ワイン，ウイスキーなどがよく飲まれている．貝原益軒の養生百三十六訓によると，「酒は天から与えられた褒美である．ほどよく呑めば陽気になり，心配事から解放され，やる気が出る．しかし多く呑めば害になる．呑みすぎると寿命を縮めてしまい，せっかくの天からの褒美も台無しである」と述べている．このように，我が国では酒は「百薬の長」といわれ，疲労回復，熟睡，ストレス解消によいといわれてきた．また，冠婚葬祭などの儀式に欠かせないものとして，あるいは対人関係に不可欠であるとされてきた．しかし，度を越した飲酒は健康に障害を与えることは明らかである．

　平成29年度国民健康・栄養調査によると，生活習慣病のリスクを高める量を飲酒している者（1日当たりの純アルコール摂取量男性40g以上，女性20g以上）の割合は，男性14.7%，女性8.6%であり，この7年間で，男性に有意な増減はなく，女性では有意に増加している．年齢階級別にみると，その割合は男女とも40歳代が最も高い（図3－1）．

　飲酒者の中には，大量飲酒者（日本酒に換算して3合以上）が，220～240万人くらい存在していると推定されているが，大量飲酒者は必ずしもアルコール依存症ではない．し

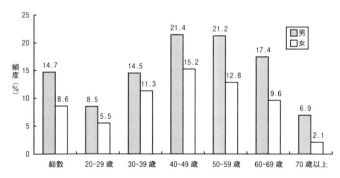

図3－1　生活習慣病のリスクを高める量を飲酒している者の割合
（20歳以上，性，年齢階級別）[2]

かし，アルコール関連疾患を合併する可能性が高い．

（2）アルコールの働きとその代謝

アルコール（エタノール）は，細胞膜を容易に通過し，食道，胃，または小腸の粘膜から容易に吸収される．血中の2〜10％は肺，尿，汗から直接排泄されるが，ほとんどは肝臓で，主にアルコール脱水素酵素（ADH）によりアセトアルデヒドに代謝される（図3-2）．アセトアルデヒドは肝臓のミトコンドリアにあるアセトアルデヒド脱水素酵素（ALDH）により，酢酸に分解される．酢酸は肝臓以外の組織でエネルギーとして用いられる．血中のアルコールとアセトアルデヒドは異なる生理作用を示す．アルコールは脳のニューロンの活性を低下させ，いやなことを忘れさせ，楽しい気持ちにさせるが，アセトアルデヒドには交感神経刺激作用があり，顔面紅潮，ほてり感，心悸亢進，頭痛を生じる．また，発癌作用がある．

アルコールの飲酒許容量は，個人の遺伝子多型が強く関与している．アルコール分解能力の高い変異型（ADH2*2）の人は，野生型（ADH2*1）の人よりも，アルコール依存症になりにくい．アセトアルデヒド分解能がない変異型（ALDH2*2）をもつ人は，野生型に比べて，血中アセトアルデヒド濃度が高くなり，多量の飲酒は不可能である．ヘテロ欠損型ALDH2（*1/*2）の酵素活性はホモ活性型（*1/*1）の1/16であり，ホモ欠損型（*2/*2）では0となる．ALDH2ホモ欠損者は強いフラッシング反応のためほとんど飲酒しない下戸である．ALDH2変異型の人は，わが国では約40％程度と報告されていて，遺伝的に酒に弱い民族といえる．ALDH2変異型有無の推定法として，簡易フラッシング質問法やエタノールパッチテストで90％の精度でALDH2変異型（ホモとヘテロ）の有無を推定することができる．

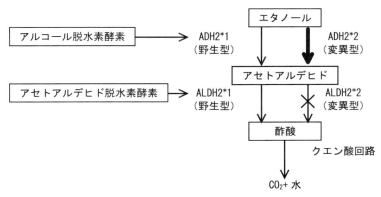

（注 図中，太い矢印は反応が強いことを示し，×は反応が進まないことを示す）

図3-2 アルコールの代謝（文献[4]より引用改変）

(3) アルコール依存症

アルコール依存症の診断には，ICD-10などの診断基準が用いられている．酒量や，飲み方をコントロールできない異常な飲み方をし，連続飲酒をする．また，お酒がないとイライラする，眠れない，手が震えるなどの離脱症状がでる．その結果として，お酒による社会的な問題をおこし，家族や周囲の人に迷惑をかけるようになる．全国調査によると，ICD-10のアルコール依存症診断基準を満たす者の頻度は，109万人と推計されている．治療の主体は断酒にあるが，断酒がうまくいかない場合や重症の臓器障害がある場合は，専門医療機関へ入院治療が必要になる．その際，家族の協力は不可欠である．根治はきわめて困難であり，断酒会や自助グループなどの活躍に期待したい．

(4) アルコール性肝障害

アルコールを長期（通常5年以上），大量摂取することにより成立する肝障害である．日本酒に換算して1日3合5年以上の飲酒者を常習飲酒家，5合10年以上の飲酒家を大酒家という．アルコール性肝障害には，アルコール性脂肪肝，アルコール性肝線維症，アル

表3-1 アルコール依存症のWHO診断基準ICD-10（文献[5]より引用改変）

1）飲酒に対する強い欲望あるいは強迫感
2）飲酒の開始・終了あるいは飲酒量に関する統制困難
3）はじめは少量の飲酒で得られた効果を得るために，飲酒量が増えたという耐性の証拠
4）飲酒の中止あるいは減量したときの特徴的な生理学的離脱症候群の出現．これを回避するために飲酒すること
5）飲酒とその効果からの回復に要する時間の延長，趣味や楽しみの時間の喪失
6）明らかな有害な結果が起こっているにもかかわらず，依然として飲酒する
★過去1ヵ月間または過去1年の間に繰り返し認められることが必要．6項目のうち，3項目以上あれば依存症である．

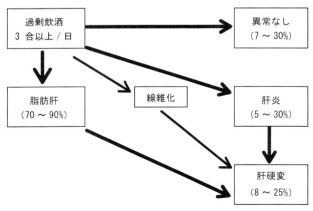

図3-3 アルコール性肝障害の進展（文献[6]より引用改変）

コール性肝炎，アルコール性肝硬変がある．アルコール性肝障害の病態と進展について図3-3に示す．アルコール性脂肪肝は，アルコールの過飲により生じる最初の肝臓の病態であり，大量飲酒者では90％以上の症例に認められる．さらに，長期間にわたり大量に飲酒を続けると，肝の線維化が進み，アルコール性肝硬変に至る．検査の結果を参考にしつつ，飲酒量を把握し，患者と協働して対処していくことが重要である．

（5）アルコール制限の意義

アルコールは，1gあたり7.1kcalのエネルギーを有するが，摂取したときの利用効率は約70％（5kcal）といわれている．アルコールは，栄養学的見地からは，他の栄養素を産生することもなく，同一カロリーの糖質，脂質に比べて体重増加作用はほとんどない．ただし，ビールや日本酒には糖質が含まれており，そのカロリー値は無視できない．表3-2にアルコール飲料の成分とエネルギー量を示す．アルコール量としては1日日本酒1合あるいはビール中ビン1本（20～25g/日）程度にとどめるようにしたい．アルコールの慢性的過剰摂取に伴いアルコール代謝異常として脂質異常症，高血圧，糖尿病，高尿酸血症などをきたすことが知られており，以下にその要点を述べる．

1）アルコールと耐糖能異常

アルコール摂取によって耐糖能異常をきたし，アルコール性糖尿病となることが知られている．アルコール性糖尿病の場合，急性アルコール摂取の影響と，長期間の飲酒による肝および膵障害も考慮する必要がある．糖尿病の場合は原則として禁止であるが，糖尿病の自己管理ができ，飲酒に関する自己規制が完全にできる場合は許可されることがある．

2）アルコールと脂質異常症

アルコール性脂質異常症は，古くから知られている．アルコール摂取が肝におけるトリ

表3-2　アルコール飲料の成分およびエネルギー量（文献[3]より引用改変）

アルコール飲料	量	アルコール量	糖質	蛋白質	カロリー
	(mL)	(g)	(g)	(g)	(kcal)
ビール　大びん	633	25	19	3.2	260
中びん	500	20	15	2.5	210
缶ビール	350	14	11	1.8	149
日本酒一合	180	23	7	0.9	193
焼酎一合	180	36	－	－	252
ウイスキーダブル	60	20	－	－	134
ワイングラス1杯	120	12	2.4	0.4	92

グリセリド（TG）の合成を亢進させ，特に超低比重リポ蛋白（VLDL）の産生，分泌亢進により高TG血症をきたすことによる．しかし，米国，日本における大規模疫学的研究によれば，適度の飲酒（1日10〜30ｇ程度）は抗動脈硬化作用があり，血清HDL-コレステロール，アポ蛋白ＡⅠを増加させると報告されている．

3）アルコールと血圧

　大酒家には高血圧患者が多いという報告がみられている反面，適量は血圧を下げるともいわれている．これまでの疫学的研究によると，アルコール30〜40ｇ程度の飲酒（日本酒換算1.5〜2合程度）を境界に，それ以上では血圧の上昇が明らかになる．

4）アルコールと高尿酸血症

　アルコールは尿酸の合成を促進するとともに，尿酸の排泄を阻害するので尿酸値を上昇させる．病態によって禁止またはたしなむ程度にするのが望まれる．ビールは他のアルコール飲料に比べ，プリン体の含有量が高く，飲む量も多くなりやすいので注意が必要である．

（6）わが国におけるアルコール関連問題

1）未成年者の飲酒

　未成年者の飲酒は，短期間に依存症になりやすく，また，アルコールの代謝機能がまだ十分でないため，大人以上に健康障害が大きい．欧米と比較するとわが国の未成年者の飲酒者割合はかなり低いところに位置しているが，2004年度の中・高校生の飲酒パターンをみると，月1回以上の飲酒は中学生で20%を超え，高校生では30%を超え，学年が進むに従い飲酒者割合が増加し，それらの割合は男女間でほとんど差がない．未成年の飲酒を容認する社会的風潮や，アルコールの自動販売機，宣伝・広告などに対し，効果的な対策が望まれる．

2）女性の飲酒

　年代別では，30〜50代の女性に飲酒習慣者が多い．夫婦間の悩み，育児の悩み，嫁姑問題など家庭内の不安，悩みなどがアルコール依存症になるきっかけとなる．女性では，女性ホルモンによりアルコール代謝酵素が阻害されることが報告されており，男性よりもアルコールの害を受けやすく，短時間で少ない量で肝硬変に進展する．

3）妊娠とアルコール摂取

　妊娠中に多量飲酒すると，胎盤を通じて，アルコールやアセトアルデヒドが胎児に移行し，胎児の発育に多大な影響を及ぼす可能性があり，胎児性アルコール症候群と呼ばれている．顔貌の特有なパターン（小さな目，薄い唇など），発育の遅れ，中枢神経系の障害（学習・記憶・視覚・聴覚の障害）などの先天異常が特徴である．妊娠中に影響しやすい飲酒

表3-3 適正飲酒の考え方[10]

1) まず，酒に強いか弱いか自分の体質を知る
2) 酒に弱い体質なら決して無理して飲まないこと
3) 強い体質でも飲酒量として1日1合程度とすること
4) 週に2日は休肝日をつくること
5) 強い酒は薄めて飲むこと
6) ゆっくりと時間をかけて飲むこと
7) つまみと一緒に飲むこと
8) 薬と一緒に飲まないこと
9) 女性は男性の半分の量とすること
10) 休みでも朝酒をしない

量，飲酒時期は明らかでなく，完全な断酒が必要である．

4）飲酒運転

わが国では，2002（平成14）年6月の道路交通法改正までは飲酒運転事故数は横ばい傾向であったが，それ以後急速に減少しつつある．また，飲酒運転による死亡事故数も顕著に減少している．道路交通法の改正により，刑が重くなり，罰金が高くなったこと，酒を提供する側の責任が問われることなど社会的な制裁が強くなったことが大きな要因である．

（7）WHOの最近の動き

2005年5月に，第58回世界保健総会で決議（WHA58.26）が採択された．この決議では，「アルコールの有害な摂取による健康や社会への悪影響を低減するための効果的な戦略およびプログラムを作成，実行，評価すること」とあり，わが国でもこの対応が求められている．また，2007年世界保健総会では，スウェーデンなどがアルコール関連問題に対する世界的戦略の策定をめざして決議草案を提出したが，一部の国の妨害にあって採択されるに至らなかった．今後，わが国でも有効な対策が策定され，実行されることが望まれる．表3-3に，適正飲酒の考え方を示す．

II 喫煙

（1）喫煙の歴史

喫煙の風習は，1492年にコロンブスがアメリカ大陸に到達したときに始まるといわれている．喫煙習慣はアメリカに渡ったヨーロッパ人に広まり，16～17世紀にかけて世界中に広まっていった．日本では17世紀になって喫煙の風習が認められている．貝原益軒の養

生百四十四訓によると,「煙草は毒である.煙を吸い込むと目が回り倒れることもある.習慣になれば害も少なくなり,益もあるといわれるが,害のほうが多い.病気になったり,火事になったりと心配事が増える.習慣になると煙草をやめられなくなり,家計にも負担をかける.」と述べ,喫煙の被害と禁煙の難しさを認識している.

たばこの健康に及ぼす影響は,1950年代の疫学研究により指摘されるようになり,世界保健機関(WHO),米国,英国などで報告されている.このような世界的な動きに対して,わが国の喫煙率も減少傾向にある(図3－4).わが国の20歳以上の喫煙率(2015年度)は男31.0%,女9.6%であり,経年的にみて男女とも減少してきている.これは,わが国の健康増進法(2003年)で,受動喫煙対策,公共機関での全面禁煙,路上喫煙の法的規制,民間施設の全面禁煙化などが実施されるようになったことや,2006年度より「喫煙は病気」という考え方により,禁煙外来が保険適応になったことなどが影響していると考えられる.

(2) 喫煙の健康影響

たばこの煙には,ニコチン,一酸化炭素をはじめとして,わかっているだけで4,000種以上の化学物質が含まれ,ベンゾピレンなど60種類以上は発がん物質,発がん促進物質が含まれている.喫煙により循環器系に対する急性影響,すなわち,末梢血管を収縮させるニコチン作用もみられるが,特に,慢性的な健康への影響が問題となる.喫煙を続けると咳や痰が増加するなどの呼吸器症状が出現し,気道炎症により肺に病理組織学的変化

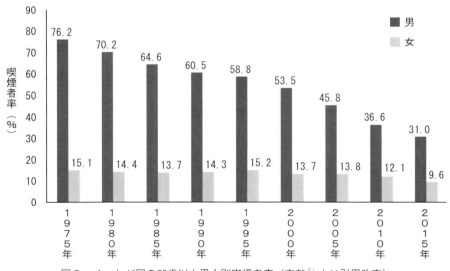

図3－4 わが国の20歳以上男女別喫煙者率(文献[2]より引用改変)

が起こってくる．代表的な呼吸器疾患としては，慢性閉塞性肺疾患（chronic obstructive pulmonary disease; COPD），肺がん，気管支喘息，間質性肺炎などがある．また，肺がんをはじめとする各種のがんの原因となる．動脈硬化性疾患との関連では，脳梗塞や虚血性心疾患が重要である．わが国の疫学調査によると，男性の喫煙者の心疾患死亡率（年齢調整）の相対危険度は，非喫煙者に比して，20本以内で4.2倍，20本を超える場合で7.4倍であった（図3－5）．妊婦の喫煙では，流産，胎児発育障害の頻度を高め，胎盤循環不全，胎盤早期剝離など母と子の生命を脅かす病気が発生するリスクを高めると報告されている．

また，非喫煙者が自らの意思に反してたばこ煙を吸わされることを受動喫煙というが，受動喫煙により危険性が高くなる疾患としては，肺がん，虚血性心疾患，呼吸器疾患，乳幼児突然死症候群，低出生体重児などがあり，その啓発や対策が重要である．以下に，喫煙と関係する主な疾患について述べる．

1）慢性閉塞性肺疾患（COPD）

COPDとは，これまで肺気腫，慢性気管支炎といわれていた疾患を統一した概念である．日本呼吸器学会のガイドラインによれば，「有毒な粒子やガスの吸入によって生じた肺の炎症反応に基づく進行性の気流制限を呈する疾患」と定義されている．原因の95％以上はたばこであり，これにより生じた肺の炎症のために進行性の気流制限を呈するが，治療により改善することが分かってきた．日本では530万人の潜在患者がいるが，受診者はわずか22.3万人である．未診断・未治療患者が多く，重症化して初めて見つかるため，COPDに対する認知度を高め，早期診断・早期治療を行うことが重要である．重症COPDであっても禁煙は生命予後を改善する．現在では男性に多いが，これは喫煙率に関係しており，喫煙歴があれば性差はなく，女性にも同様のリスクがある．

2）肺がん

喫煙は肺がんの最大の原因であり，また，予防可能な危険因子である．喫煙による肺がん死亡者は年間8万人と推定されており，非喫煙者を1としたときの喫煙者の肺がん発症リスクは男性4.5〜5.1倍，女性2.3〜4.2倍と報告されている．また，発症リスクは組織型により異なり，扁平上皮がん，小細胞癌の相対リスクが高い．喫煙の量・期間と肺がん発症リスクの間には相関関係がある．非喫煙者の肺がんによる死亡を1にしたとき，1日10本未満喫煙者では2.3倍，1日10〜19本では3.2倍，1日20〜29本で5.2倍，1日30本以上では7.9倍となる．

禁煙による効果は，禁煙後10年で喫煙継続者より肺がん死亡率を約30〜50％減らすと報告されている．配偶者からの受動喫煙は女性で約20％，男性で約30％，肺がん発症リス

クを増加させる．

3）喫煙と心血管疾患

　喫煙が，脳梗塞や虚血性心疾患などの原因となる動脈硬化を促進するということは，多くの臨床研究より明らかである．現在，喫煙により動脈硬化が進行する機序については，喫煙の血管内皮への直接作用，喫煙の凝固・線溶系障害を介する作用，糖代謝や脂質代謝障害を介する作用などが考えられている．

　メタボリックシンドロームは動脈硬化易発症性が強いので，禁煙は重要である．心・血管疾患を有する患者における喫煙の継続は，疾患自体を悪化させるだけでなく，日常生活や動作能力も低下させる．また，喫煙は，喫煙者のみならず，受動喫煙によって非喫煙者にも冠動脈疾患や脳卒中を発症させる．禁煙による虚血性心疾患罹患率の低下は，禁煙後比較的早期に現れ，急性心筋梗塞後の再発率や再発死亡率においても，禁煙により低下する．

（3）禁煙指導の展開

　米国の公衆衛生局による「喫煙とたばこ依存症の治療：診療ガイドライン」では，禁煙支援5つのAが示されている．すなわち，喫煙者をもれおちなく把握する（Ask），禁煙の必要性をアドバイスする（Advise），喫煙状況を把握する（Assess），禁煙開始の支援をおこなう（Assist），フォローアップの計画を立てる（Arrange）としている．禁煙の意思がない無関心期の患者にいきなり禁煙を勧めることは困難であるが，良い信頼関係を築きながら，たばこの話題に繰り返し触れ続けていくことが重要である．

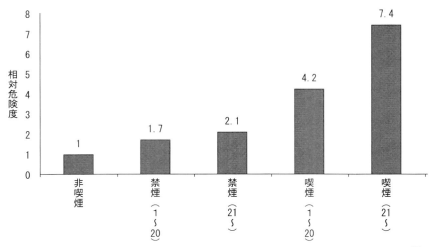

図3－5　喫煙習慣別年齢調整心疾患死亡率の相対危険度，男性若年者（30〜60歳）[13]

また，禁煙を実行に移せない関心期の患者は，自信度が低い．このような患者には，禁煙の動機づけを強化する「5つのR」が推奨されている．生活との関連づけ（Relevance），リスク（Risks），メリット（Rewards），障壁の明確化（Roadblocks），繰り返す（Repetition）を駆使する必要があり，このような準備期を経て，実際の禁煙治療が可能となる．

（4）禁煙治療の実際

喫煙状況の把握はニコチン依存の強さにより判定するが，ニコチン依存症管理料の保険算定の際に使われる日本固有のTDS（Tobacco Dependence Screener）質問表を用いる（表3-4）．

常習喫煙は嗜癖ではなくニコチン依存であり，ニコチン依存には身体的依存と心理的依存が存在する．身体的依存は，ニコチンの離脱症状や耐性が禁煙を困難にする．したがって，治療は禁煙補助薬（薬物療法）による．また，「たばこにはストレス解消の効用がある」「長年の習慣なのでやめられない」など，認知のゆがみがあれば，心理療法も必要である．禁煙外来を始めるにあたっては標準手順書（第3版）が作成されている．

1）ニコチン製剤

ニコチン代替療法とは，ニコチン離脱症状を軽減するために健康には利益がないニコチンをニコチン製剤から補充し，禁煙が導入できた時点で減量・中止する方法である．ニコチン製剤としては，ニコチンパッチとニコチンガムがある．禁煙成功率は約30～80%である．禁忌は，不安定期の心疾患，脳血管疾患，妊婦・授乳婦などである．

表3-4 ニコチン依存症に係るスクリーニングテスト（TDS）[14]

1）自分が吸うつもりよりも，ずっと多くタバコを吸ってしまうことがありましたか．
2）禁煙や本数を減らそうと試みて，できなかったことがありましたか．
3）禁煙したり本数を減らそうとしたときに，タバコがほしくてほしくてたまらなくなることがありましたか．
4）禁煙したり本数を減らそうとしたときに，次のどれが有りましたか．（イライラ，神経質，落ちつかない，集中しにくい，ゆううつ，頭痛，眠気，胃のむかつき，脈が遅い，手のふるえ，食欲または体重増加）．
5）4でうかがった症状を消すために，またタバコを吸い始めることがありましたか．
6）重い病気にかかったときに，タバコはよくないとわかっているのに吸うことがありましたか．
7）タバコのために自分に健康問題が起きているとわかっていても，吸うことがありましたか．
8）タバコのために自分に精神的問題が起きているとわかっていても，吸うことがありましたか．
9）自分はタバコに依存していると感じることがありましたか．
10）タバコが吸えないような仕事やつきあいを避けることが何度かありましたか．

「はい」（1点），「いいえ」（0点）で回答を求める．「該当しない」場合（質問4で，禁煙したり本数を減らそうとしたことがない等）には0点を与える．
判定方法：合計点が5点以上の場合，ICD-10診断によるたばこ依存症である可能性が高い．

2）α4β2ニコチン受容体部分作動薬

　バレニクリン酒石酸塩はニコチン非含有禁煙補助薬で，わが国でも承認されている．ニコチンは，脳内α4β2ニコチン受容体に結合し，ドパミンが放出され，喫煙による快感と喫煙行動の強化が生じ，依存症を引き起こす．バレニクリン酒石酸塩は，このα4β2ニコチン受容体へ結合し，ニコチンの結合を遮断するとともに（拮抗作用），少量のドパミンが放出され（作動薬作用），禁煙に伴う離脱症状を緩和する．有意な禁煙成功率を認めており，期待されている．

3）心理療法

　行動療法が一般に普及している．行動順序やパターンを変える行動パターン変更法，喫煙具を捨てるなどの環境改善法，水を飲む，ガムをかむなどの代償行動法がある．禁煙をスタートした患者にとって重要なのは禁煙継続である．禁煙治療は有効性が高く，1回当たりの指導時間，指導回数，指導スタッフの職種数を増やすことで禁煙率を高めることができる．

（5）禁煙支援対策

　企業や病院，大学内においてのたばこ対策の確立は重要である．本学では，平成21年度より敷地内全面禁煙を実施し，受動喫煙防止対策を徹底するとともに，「たばこを吸わない医療人の育成」を進めている．今後も，全ての国民を対象に，禁煙支援をさらに増進・継続し，健康教育を徹底していく必要がある．

参考文献
1）ジョージ秋山：貝原益軒の養生訓．海竜社，東京，2010．
2）厚生労働省：平成29年国民健康・栄養調査結果の概要
　　https://www.mhlw.go.jp/content/10904750/000351576.pdf
3）中村丁次監修：食事指導のABC．改訂第3版，日本医師会発行/日本医事新報社発売，2008．
4）横山顕：アルコール代謝酵素の遺伝子検査．Medical Technology 37（10），1036-1041，2009．
5）後藤恵：アルコール依存症に対する介入技法—アルコール依存症者と向き合い，ともに歩むために．医学のあゆみ　222（9），696-701，2007．
6）加藤眞三：消化器，肝障害．Medical Technology 37（10），1056-1060，2009．
7）岩本安彦，山田信博監修：メタボリックシンドロームup to date．日医雑誌　136（1），2007．
8）樋口進：アルコール関連問題におけるわが国の状況と世界の動向．医学のあゆみ　222（9），599-605，2007．
9）鈴木健二：未成年者の飲酒問題．医学のあゆみ　222（9），733-736，2007．
10）丸山勝也：適正飲酒の考え方—節度ある適度な飲酒とは．臨床栄養　109（1），36-39，2006．
11）厚生の指標　国民衛生の動向．増刊2018/2019，65（9），2018．

12）工藤翔二監修・編集：呼吸器疾患診療マニュアル．日医雑誌　137（2），2008．
13）上島弘嗣：特別報告　1980年　循環器疾患基礎調査の追跡研究（NIPPON DATA）．31，231-237，1997．
14）三浦伸一郎，朔啓二郎：禁煙外来．日医雑誌　98（2）：121-126，2009．

第4章 メタボリックシンドロームの予防と保健指導

I メタボリックシンドロームとは

　メタボリックシンドロームは粥状動脈硬化の危険因子である内臓脂肪肥満，高血圧，耐糖能異常，脂質異常が1個人に集積した複合型リスク症候群であり，心血管病や糖尿病を発症しやすい病態である．これは決してメタボリックシンドロームという概念からはじまったものではなく，1980年代後半から，肥満，糖尿病，高血圧，脂質異常症など動脈硬化因子の重なり合いの重要性が強調され，シンドロームX，死の四重奏，内臓脂肪症候群などの名で呼ばれてきたことにさかのぼる．メタボリックシンドロームはその概念を基盤として，臨床像を明確にし，基準値を決定したものである．

II メタボリックシンドロームの診断基準

　最初に発表された1999年のWHOの基準では，糖代謝の異常，インスリン抵抗性を重要視したものであり，微量アルブミン尿の測定も含まれ，メタボリックシンドロームの診断をするためには日常検査のレベルを超えた検査が必要であった．

　2001年の米国コレステロール教育プログラムの高脂血症治療ガイドラインであるNCEP-ATP III（National Cholesterol Education Program-Adult Treatment Panel III）の診断基準は，特に糖尿病があってもなくてもいいような基準で，各項目を同等に扱い，必須項目はないというものであった（表4-1）．この診断基準に基づいた8,814名の年齢調整した発症頻度をみた米国の調査によると，23.7%と高く，男女とも年齢とともに頻度が高まり，60歳以上になると40%を超えると報告された．

　2005年に国際糖尿病連合（IDF）より腹部肥満を必須とする診断基準が示された．IDFでは，地域によりウエスト周囲長（腹囲）の基準を変えている．東南アジアの基準で男性90cm，女性80cm以上とされており，日本の基準とは大きく異なる．

　日本の基準は内臓脂肪肥満の蓄積を重要視した基準で，病気と関連する内臓脂肪のCT面積100cm^{2}に相当するウエスト周囲長が，男性で85cm，女性で90cmに相当するため，これを基準値とし，必須項目とした．このように，わが国の診断基準値とIDFの基準値の大

表4-1 メタボリックシンドロームの診断基準の国際比較

	NCEP-ATP（2001年）	日本（2005年）	IDF（2005年）	国際基準（2009年）
ウエスト周囲長	>102cm（男） >88cm（女）	≧85cm（男） ≧90cm（女）	アジア向けの基準 ≧90cm（男） ≧80cm（女）	IDFの基準と同様だが必須としない
中性脂肪（mg/dL）	≧150	≧150 and/or <40（男，女）	≧150	≧150
HDL-C（mg/dL）	<40（男），<50（女）		<40（男），<50（女）	<40（男），<50（女）
血圧（mmHg）	≧130/85	≧130/85	≧130/85	≧130/85
空腹時血糖（mg/dL）	≧110	≧110	≧100または2型糖尿病	≧100
組合せ	上記5つのうち3つ以上満たすもの	ウエスト周囲長は必須+3項目中2項目を満たすもの	ウエスト周囲長は必須+4項目中2項目以上を満たすもの	5項目中3項目以上 ウエスト周囲長は必須としない

きな相違はウエスト周囲長である．本邦におけるメタボリックシンドロームの頻度については，2004年厚生労働省（厚労省）の国民栄養調査によると，40歳から74歳までの男性で25.7％，女性で10.0％であった．我々は厚労省と同じ基準を用いて丸亀市飯山町住民のメタボリックシンドロームの頻度について検討したところ，男性21.2％，女性9.9％であった（図4-1）．これらの結果より，メタボリックシンドロームの頻度の男女比はほぼ2対1であり，メタボリックシンドロームの最終表現型である心血管病の発症頻度の性差に一致していた．さらに，同一集団でIDFのアジア腹囲基準を用いて検討した結果，メタボリックシンドロームおよびメタボリックシンドローム予備群（腹部肥満+1危険因子）の頻度は女性で高くなり，男女の頻度が逆転した．この結果は，心血管病の男女差を考慮すると妥当とはいえない．

このように日本の診断基準は非常に簡便で，臨床的あるいは予防医学上の使いやすさを備えており，活用されているが，いくつかの疑問も出されている．

その後，2009年9月にIDFは，メタボリックシンドロームの診断において内臓脂肪蓄積を必須としないことを提唱し，また，ウエスト周囲長の具体的な基準値については，各国，地域のものを用いることを容認した．しかし，わが国では，メタボリックシンドロームの診断においては内臓脂肪蓄積を必須とする方針を堅持している．

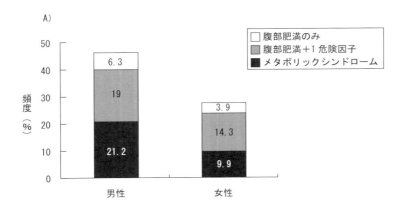

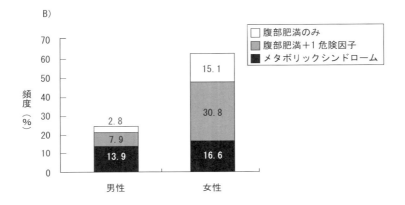

A): 日本の腹囲基準（男性；85cm，女性；90cm）
B): 国際糖尿病連合の腹囲基準のみ変更（男性；90cm，女性；80cm）
図4-1　判定基準によってかわるメタボリックシンドロームの頻度の男女差[11]

III メタボリックシンドロームとアディポカイン

　内臓脂肪蓄積がメタボリックシンドロームの発症に重要であることが考えられ，過剰な脂肪蓄積は，脂肪組織由来生理活性物質（アディポカイン）の分泌異常を伴うことが明らかにされている．アディポカインは様々な生理活性を有する分泌蛋白であるが，この中にはインスリン感受性に関与するものがある．このインスリン感受性を改善する善玉アディポカインとしてはレプチンやアディポネクチン，オメンチン，visceral adipose tissue-derived serine protease inhibitor（vaspin；バスピン）が，インスリン抵抗性を惹起するアディポカインとしては腫瘍壊死因子-α（TNF-α）が知られている（図4-2）．脂肪

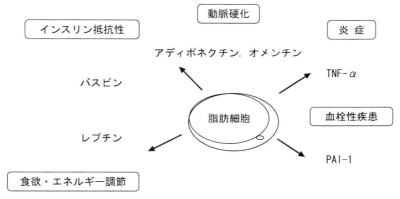

図4-2 アディポカインと生理機能

細胞の肥大化に伴い，アディポネクチンやオメンチンの分泌が停止し，インスリン抵抗性や炎症を誘導するTNF-αなどが増加．さらに，血栓形成を促進するプラスミノーゲン-アクチベーター-インヒビター-1（PAI-1）の産生が亢進する．これらアディポカインの分泌異常によってメタボリックシンドロームの病態が形成される．以下に，メタボリックシンドロームの病態との関連が強く示唆される代表的なアディポカインについて述べる．

1）レプチン

レプチンは代表的な脂肪細胞由来のホルモンであり，前駆体からシグナルペプチドが除去された146アミノ酸からなるペプチドホルモンで，分子量は約16,000である．脂肪細胞から循環血液中に分泌されたレプチンは視床下部のレプチン受容体に作用し，強力な摂食抑制とエネルギー消費を促し，体重を減少させる．しかしながら，大半の肥満者は，血中レプチン濃度は高く 体格指数（BMI）や体脂肪率と相関している．すなわち，一般的には肥満者はレプチン抵抗性による作用不足の状態にあると考えられるが，その分子機構については現在のところ完全には解明されていない．

2）アディポネクチン

アディポネクチンはヒト脂肪組織特異的に，かつ最も高頻度に発現している遺伝子産物として発見された分泌蛋白で，244アミノ酸からなる．血中では線維状ドメインを中心とした3量体を形成し，それらが更に多量体を形成して血漿中に存在すると考えられ，多量体（高分子アディポネクチン）に最も強い生物活性がある．

アディポネクチンはレプチンとは異なり，肥満により肥大化した脂肪細胞では分泌量は減少し，血中濃度は低くなる．ヒトを対象とした大規模研究において，アディポネクチンの血中濃度が低いと，メタボリックシンドロームの危険因子数が増え，冠動脈疾患の合併

率が高くなる．また，糖尿病発症の予測因子となる．このようにアディポネクチンの分泌異常が動脈硬化に影響を及ぼしている可能性は高い．

3）オメンチン

オメンチンは，ヒト皮下脂肪組織よりも大網脂肪組織に多く発現している分泌タンパク質で，脂肪組織においてプロテインキナーゼB（Akt）のリン酸化を亢進し，グルコースの取り込みを促進することでインスリン感受性を高めることが知られている．オメンチンは肥満で分泌および血中濃度が減少し，体重減少後にオメンチンの血中濃度の増加がみられることから，オメンチンの減少がインスリン抵抗性と2型糖尿病を進行させる一因になると考えられている．

4）バスピン

バスピンは肥満や2型糖尿病の動物モデルであるOLETFラットの内臓脂肪組織から肥満に伴って発現が上昇する遺伝子群から同定された．その構造からセリンプロテアーゼインヒビター遺伝子ファミリーに属している．バスピンにインスリン抵抗性の改善作用があることは，バスピンリコンビナントタンパク質を用いた高脂肪高蔗糖食肥満糖尿病マウスの実験より明らかにされている．ヒトにおけるバスピンの発現についても報告されており，内臓脂肪組織と皮下脂肪組織から検出され，BMI 25以下では検出されず，2型糖尿病で発現陽性率が高い．Leeらは，血中バスピン値と短期集中型ライフスタイル改善効果との関連性について肥満児で検討し，血清バスピン濃度は高値で，ライフスタイル改善によりインスリン抵抗性指数やCRPとともに有意に減少したと報告している．このように，バスピンの臨床的意義についてはまだ十分明らかではないが，メタボリックシンドロームのマーカーとして期待される．

5）プラスミノーゲン−アクチベーターインヒビター−1（PAI-1）

PAI-1はプラスミノーゲン−アクチベータを抑制し，プラスミン生成を妨げ線溶活性を低下させ血栓形成を促進する．肥満に伴い，脂肪細胞から分泌される血中PAI-1の上昇が，肥満と血栓性疾患とを直接結び付ける因子であることが証明されている．

IV メタボリックシンドロームと心血管病

最近の米国のNational Cholesterol Education Program（NCEP）や改定NCEP基準で定義されたメタボリックシンドロームは，心血管病リスクを2.35倍，心血管死を2.40倍，全死亡を1.58倍，心筋梗塞を1.99倍，脳血管障害を2.27倍上昇させたというメタ解析が報告されている．

わが国では久山町研究があり，40歳以上の2,452人を対象に14年間の経過観察によると，虚血性心疾患発症に対するメタボリックシンドロームのハザード比は，男性2.4，女性2.9，脳梗塞発症に対するハザード比は，男性3.1，女性2.2といずれも有意に高かった．これらの報告から，メタボリックシンドロームと心血管疾患との関連は明らかであり，その予防と是正に努める必要がある．

V メタボリックシンドロームと慢性腎臓病（CKD）との関連

肥満が腎機能低下に関連していることは以前より知られているが，メタボリックシンドロームにおける肥満は内臓脂肪肥満に重きをおいたものである．メタボリックシンドロームとCKDとの関連を見た最初の報告は，Chenらによる横断的研究であった．彼らによると，メタボリックシンドロームの構成因子数が増加するにつれて，CKDの頻度が高くなり，微量アルブミン量も有意に増加した（図4-3）．

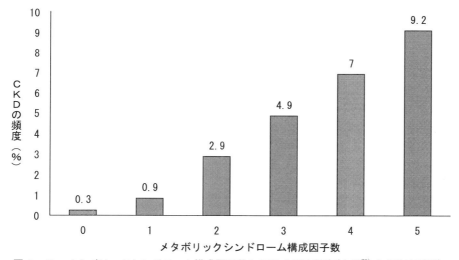

図4-3　メタボリックシンドローム構成因子数とCKDの発症頻度（文献[30]より改変引用）

VI メタボリックシンドロームの治療および保健指導

メタボリックシンドロームの治療の基本は肥満症と同じく食事療法と運動療法を併用することにある．日本肥満学会では，これまでの報告に基づき，体重3kg減少，腹囲3cm減少でメタボが解消できるとし，サンサン運動を提案している．メタボ対策では，これを

最初の3カ月間の達成目標とし，3〜6カ月かけて目標減量を達成し，あとの6カ月は減量体重の維持を指導し，実行させることが大切である．体重減少は誰でも有効であり，肥満が高度な患者でも体重減少の目標を大きくとる必要はない．内臓脂肪蓄積の指標である腹囲1cm減少は，約1kgの体重減少に相当する．

具体的には，1カ月に1kgを上限に減量する場合，体脂肪の約80%が中性脂肪とすると，体脂肪1kgのエネルギーは，9×0.8×1,000＝7,200kcalとなり，1日あたり約240kcal減らす必要がある．これを食事と運動でエネルギーコントロールをどうするか考えていくことになる．肥満者は，運動療法や食事療法が苦手な人が多いので根気強い指導が必要である．また，肥満者には患者特有の食行動のくせが存在する場合が多いので，その是正が大切である．表4-2に食行動の10カ条を示す．

新たな健診・保健指導が平成20年度より40歳から74歳の本人および家族に実施されている．その主な内容は，メタボリックシンドロームの概念を導入し，予防を重視すること（ウエスト周囲長測定の導入），糖尿病などの生活習慣病有病者・予備群を25%削減すること，健診・保健指導の実施とデータ管理，実施計画の作成を医療保険者に義務化したことなどである．

健診の結果，保健指導対象者の選定と階層化を実施する実際の手順を表4-3に示す．まず，腹囲とBMIによりリスクを判別し，次に血糖，脂質，血圧を調べ，基準を超えて異常があるかどうか判定する．糖尿病については，空腹時血糖100mg/dL以上の他にHbA1c 5.6%（NGSP）が付け加えられている．また，メタボリックシンドロームに喫煙が加わると虚血性心疾患や脳梗塞になる危険が著明に増加することが報告されており，喫煙は動機づけおよび積極的支援対象者の追加リスクとなる．

保健指導としては，健康な人を含むすべての人に対する「情報提供」，メタボリックシンドローム予備群など生活習慣改善の必要性が高い対象者については，個別面接を含む「動機づけ支援」，メタボリックシンドロームと判定された人に対しては，行動目標の達成を支援し，確実な行動変容をめざす「積極的支援」がある．

メタボリックシンドロームを予防・改善する保健指導は，無意識的に繰り返される生活習慣の修正を促すことにあり，病気にならないための理想的な生活習慣を一方的に述べるものではない．したがって，現時点で苦痛のない人に働きかけ，健診結果を活用し，健康状態を改善するにはどうしたらよいのか相談し，行動変容を促すことにある．この指導は，会社や地域社会では厚生担当の医師，保健師，管理栄養士があたることになっており，現実にあった根気強い指導が行われることを期待したい．

表4-2 食行動の10カ条

①一日3食の配分をほぼ均一とし，規則的に食べる
②腹八分目を守る
③「早食い，ながら食い，まとめ食い」を避ける
④食物繊維を先に食べる
⑤よくかんで食べる
⑥まわりに食物を置かず，食環境のけじめをつける
⑦好きなものでも一人前までとし，適正量を守る
⑧就寝前の2時間は重いものを食べない
⑨食器を小ぶりにする
⑩外食では丼ものより定食を選ぶ

(日本動脈硬化学会編：高脂血症治療ガイド2004年版より)

表4-3 保健指導対象者の選定と階層化の方法[32]

ステップ1
　腹囲とBMIで内臓脂肪蓄積のリスクを判定
　　腹囲　男性≧85cm，女性≧90cm→（1）
　　腹囲　男性＜85cm，女性＜90cmかつBMI≧25→（2）
ステップ2
　①血糖異常：空腹時血糖値100mg/dL以上またはHbA1c 5.6%（NGSP）以上
　②脂質異常：中性脂肪150mg/dL以上またはHDL-C 40mg/dL未満
　③血圧異常：収縮期血圧130mmHg以上または拡張期血圧85mmHg以上
　④喫煙：質問票にてチェック
　★①～③：メタボリックシンドロームの判定項目，④については①～③のリスクが1つ以上の
　　　　　場合にのみカウントする．

参考文献

1) Ridker PM, et al: C-reactive protein, the metabolic syndrome, and risk of incident cardiovascular events. Circulation 107: 391-397, 2003.

2) Najarian RM, et al: Metabolic syndrome compared with type 2 diabetes mellitus as a risk factor for stroke. Arch Intern Med 166: 106-111, 2006.

3) Takeuchi H, et al: Metabolic syndrome and cardiac disease in Japanese men: applicability of the concept of metabolic syndrome defined by the National Cholesterol Education Program-Adult Treatment Panel III to Japanese men-the Tanno and Sobetsu study. Hypertension Res 28: 203-208, 2005.

4) Nakamura Y, et al: Combined cardiovascular risk factors and outcome－NIPPON DATA 80, 1980-1994-. Circulation J 70: 960-964, 2006.

5) World Health Organization (1999) Definition, diagnosis and classification of diabetes mellitus and its complications.: Part 1: Diagnosis and classification of diabetes mellitus, world health organization, Geneva.

6) Executive summary of the National Cholesterol Education Program (NCEP) expert panel on detection, evaluation, and treatment of high blood cholesterol in adults (Adult treatment Panel III) JAMA 285: 2486-2497, 2001.

7) Ford ES, et al: Prevalence of the metabolic syndrome among US adults. JAMA 287: 356-359, 2002.
8) Alberti KG, et al: Metabolic syndrome- a new world-wide definition. A Consensus Statement from the International Diabetes Federation. Diabet Med 23 469-480, 2006.
9) メタボリックシンドローム診断基準検討委員会：メタボリックシンドロームの定義と診断基準. 日内会誌　94：188-203, 2005.
10) 厚生労働省健康局総務課生活習慣病対策室：平成16年国民健康・栄養調査結果の概要
http://www.mhlw.go.jp/houdou/2006/05h0508-1a.html
11) 新見道夫ほか：丸亀市住民健診におけるメタボリックシンドロームの疫学分析. 糖尿病　51（5）：419-425, 2008.
12) 新見道夫：メタボリックシンドロームの診断基準に関する問題点. 内分泌・糖尿病科　26（6）：619-622, 2008.
13) 新見道夫：メタボリックシンドロームの診断基準に関する一考察. 最新医学社　63（11）：120-124, 2008.
14) Alberti KG, et al: Harmonizing the metabolic syndrome: a joint interim statement of the International Diabetes Federation Task Force on epidemiology and prevention; National Heart, Lung, and Blood Institute; American Heart Association; World Heart Federation; International Altherosclerosis Society; and International Association for the study of obesity. Circulation 120 （16）：1640-1645, 2009.
15) Matsuzawa Y, et al: Adiponectin and metabolic syndrome. Arterioscler Thromb Vasc Biol 24(1)：29-33, 2004.
16) 新見道夫：運動トレーニングとアディポカイン. 香川県立保健医療大学雑誌2：1-6, 2011.
17) 新見道夫：レプチン. 日本臨床 68（増刊1）：133-136, 2010.
18) 新見道夫：肥満の科学 −その基礎と臨床−, 丸善京都出版サービスセンター, 2013.
19) Niimi M, et al: Effects of central and peripheral injection of leptin on food intake and on brain Fos expression in the Otsuka Long-Evans Tokushima Fatty rat with hyperleptinaemia. J Neuroendocrinol 11（8）：605-611, 1999.
20) Maeda K, et al: cDNA cloning and expression of a novel adipose specific collagen-like factor, apM1（Adipose Most Abundant Gene Transcript 1）. Biochem Biophys Res Commun 221: 286-289, 1996.
21) Li S, et al: Adiponectin levels and risk of type 2 diabetes. A systemic review and meta-analysis. JAMA 302（2）: 179-188, 2009.
22) Yang RZ, et al: Identification of omentin as a novel depot-specific adipokaine in human adipose tossue: possible role in modulating insulin action. Am J Physiol Endocrinol Metab 290：E1253-1261, 2006.
23) 新見道夫：メタボリックシンドロームと心血管疾患におけるアディポカインの役割. 香川県立保健医療大学雑誌：19-26, 2019.
24) Hida K, et al: Visceral adipose tissue-derived serine protease inhibitor：A unique insulin-sensitizing adipocytokine in obesity. Prc Natl Acad Sci USA 102（30）：10610-10615, 2005.
25) Kloting N, et al: Vaspin gene expression in human adipose tissue：association with obesity

and type 2 diabetes. Biochem Biophys Res Commun 339（1）：430-436，2006.
26) Lee MK, et al: Reduced serum vaspin concentrations in obese children following short-term intensive lifestyle modification. Clinica Chimica Acta 411：381-385，2010.
27) Mottillo S, et al: The metabolic syndrome and cardiovascular risk a systematic review and meta-analysis. J Am Coll Cardiol 56（14）：2010.
28) Doi Y, et al: Proposed criteria for metabolic syndrome in Japanese based on prospective evidence：the Hisayama Study. Stroke 40：1187-1194，2009.
29) Hata J, et al: The effect of metabolic syndrome defined by1.94（95%CI，1.25-5.18，P= 0.01），criteria on the development of ischemic stroke subtypes in a general Japanese population. Atherosclerosis 210：249-255，2010.
30) Chen J et al: The metabolic syndrome and chronic kidney disease in U.S. adults. Ann Intern Med 140：167-174，2004.
31) 厚生労働省関係資料
http://www.mhlw.go.jp/bunya/kenkou/seikatsu/index.html
32) 厚生労働省健康局：標準的な健診・保健指導プログラム（確定版）．2007.

第5章 糖尿病の現状とその予防

I 糖尿病の疫学

　世界の成人（20～79歳）48億4,000万人における糖尿病有病者数は，2017年において4億2,500万人に上り，11人に1人が糖尿病を発症し，2045年には6億2,860万人になると推定されている．2017年と2045年の推定糖尿病有病者数上位10カ国（20～79歳）を表5－1に示す．2017年の推定患者数が一番多い国は中国で1億1,440万人，2位はインドの7,290万人，3位がアメリカの3,020万人である．2045年には，上位の国のそれぞれの推定患者数は，増加すると予測されている．このように世界的な糖尿病患者の増加が危惧されており，国際連合は11月14日を「世界糖尿病デー」に指定し，糖尿病の予防や治療を喚起する運動を各国に対し推進することを促している．

　日本においては，糖尿病が強く疑われる者の数（HbA1cの値が6.5％以上，または糖尿病治療の有無に有と回答した者）は，1997年の国民健康調査では690万人，2002年740万人，2007年890万人，2012年950万人，2016年は1,000万人と推定されており，この20年間で患者数は著明に増加していることが示されている（図5－1）．

　糖尿病は血糖の高い状態が続くと合併症を生じ，糖尿病腎症，失明，下肢の切断や，心筋梗塞，脳卒中を招くことになり，国民の健康にとって深刻な問題である．また，糖尿病

表5－1　2017年と2045年における推定糖尿病患者数の上位10カ国[1]

順位	国（2017）	有病者数（万人）	国（2045）	有病者数（万人）
1	中国	1億1,440	インド	1億3,430
2	インド	7,290	中国	1億1,980
3	アメリカ	3,020	アメリカ	3,560
4	ブラジル	1,250	メキシコ	2,180
5	メキシコ	1,200	ブラジル	2,030
6	インドネシア	1,030	エジプト	1,670
7	ロシア	850	インドネシア	1,670
8	エジプト	820	パキスタン	1,610
9	ドイツ	750	バングラデシュ	1,370
10	パキスタン	750	トルコ	1,120

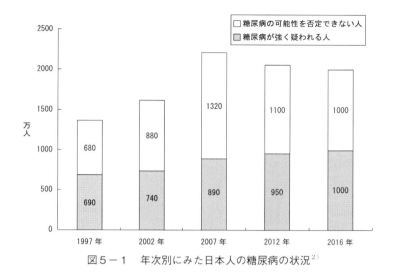

図5-1 年次別にみた日本人の糖尿病の状況[2]

患者の増加は，医療費や介護費用に大きく影響することになる．

II 糖尿病の概念と成因分類

糖尿病は，インスリン作用の不足による慢性高血糖を主徴とし，種々の特徴的な代謝異常を伴う症候群である．糖代謝異常の分類は成因分類を主体とし，成因は（I）1型，（II）2型，（III）その他の特定の機序，疾患によるもの，（IV）妊娠糖尿病，に分類される．1型糖尿病は，主に自己免疫を基礎にした膵β細胞の破壊性病変によりインスリンの欠乏が生じて発症する糖尿病であり，わが国では糖尿病患者全体の5％以下と考えられ，若い人に発症することが多い．2型糖尿病は，インスリン分泌低下とインスリン感受性の低下（インスリン抵抗性）の両者が発症にかかわり，わが国では90％以上を占める．年齢階級別では，加齢とともに増加し，70歳代が最も多い．

III 糖尿病の診断基準

平成22年度7月に日本糖尿病学会により，糖尿病診断基準が改訂された．大きく変わったのは，HbA1cが従来の補助的診断基準から，より上位の診断基準として取り入れられることになった点である．また，平成25年からHbA1cの表記が国際基準値であるNational Glycohemoglobin Standardization Program（NGSP）値に統一されることになった．

糖尿病の診断基準は，空腹時血糖値 126mg/dL以上，75g糖負荷試験で2時間値

表5-2　糖尿病の診断手順[3]

1）初回検査で
　①空腹時血糖値≧126mg/dL
　②75gOGTT 2時間値≧200mg/dL
　③随時血糖値≧200mg/dL
　④HbA1c（NGSP）≧6.5%
　　のうちいずれかを認めた場合は「糖尿病型」
　・別の日に再検査を行い，再び「糖尿病型」が確認されれば糖尿病と診断
　・血糖値とHbA1cが同一採血で糖尿病型を示す場合
2）血糖値が糖尿病型を示し，かつ次のいずれかの条件がみたされた場合
　・糖尿病の典型的症状（口渇，多飲，多尿，体重減少）の存在
　・確実な糖尿病網膜症の存在
3）過去において1）～2）のみたされていたことが確認できる場合

200mg/dL以上，随時血糖値200mg/dL以上のうちいずれかと，HbA1c 6.5%以上（NGSP）の両方を評価する（表5-2）．患者が6.5%（NGSP）以上のみを満たすだけでは糖尿病と診断できない．HbA1cと同時あるいは再検査で血糖値を測定し血糖値も診断基準を超えて糖尿病型であった場合に糖尿病と診断される．1回目の検査でHbA1cが6.5%（NGSP）以上で糖尿病型と診断され，再検査で再度糖尿病型と診断されても，血糖値が糖尿病型でなければあくまで「糖尿病疑い」にとどまる．また，血糖値のみ糖尿病型の場合，糖尿病の典型的症状や確実な糖尿病網膜症のいずれかがみられれば糖尿病と診断される．

IV 糖尿病診断基準の境界型の概念

　わが国の境界型の基準は，図5-2に示すように空腹時血糖110mg/dL以上126mg/dL未満のimpaired fasting glucose（IFG）と，糖負荷試験2時間値140mg/dL以上200mg/dL未満のimpaired glucose tolerance（IGT）を合わせたものである．

　境界型の病的意義の1つに糖尿病への進展，すなわち糖尿病予備群の可能性が高い集団である．多くの疫学研究で，IGT，IFGのいずれも，糖尿病に移行するリスクは正常者より高い．また，注目されるべきは，境界型それ自体が大血管障害の危険因子となる可能性である．ヨーロッパのDECODEや日本の山形県舟形町のFunagata studyなどの疫学研究から，IGTには心血管疾患誘発のリスクがあるが，IFGには認めがたいことが判明した．また，境界型（IGT）に対する生活習慣の改善がその後も糖尿病にならず持続することが報告されている．

　日本人は欧米人に比べ低い肥満度で糖尿病を発症するといわれ，その要因の1つは，日本人のインスリン分泌が白人の半分程度と低いためと考えられている．日本人は糖尿

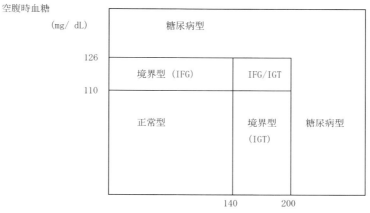

(impaired glucose tolerance：IGT, impaired fasting glucose：IFG)
図5－2　日本糖尿病学会による糖尿病診断基準の境界型の概念[4]

病になりやすい民族であり，その自覚を促す必要がある．そのためにも空腹時血糖値が100mg/dL以上あるいはHbA1cが5.6%（NGSP）以上の場合，積極的に糖負荷試験を実施すべきである．

糖尿病の予防

（1）糖尿病の食事療法の原則

　食事療法の原則は，適正なエネルギー量の食事と栄養バランスのよい食事である．また，糖尿病の合併症を予防するためには，食塩を減らす（高血圧の予防），コレステロールや飽和脂肪酸を多く含む食品を控えめにする（脂質異常症の予防），食物繊維を増加させることなどが重要である．食物繊維は低エネルギーであると同時に，食後の血糖上昇を抑制し，インスリン分泌を節約する作用がある．このような食事療法の指導は，わが国では「糖尿病食事療法のための食品交換表」を用いて実施される場合が多い．

（2）グライセミック・インデックス，カーボカウントとは

　糖尿病患者では食後血糖値の上昇を抑制するほうが，細小血管症の予防の効果があることが報告されており，食後の血糖値の上昇ができるだけ緩慢になるような食品や食品の組合せを選択することが求められる．その食後高血糖を抑制する方法としてグライセミック・インデックス（glycemic index；GI）の活用が検討されている．
　GI指数とは，基準食に対して各試験食の摂取の血糖上昇に伴う血糖下面積を比較した

試験食の血糖上昇度を示し，下記の式で求められる．

$$\frac{\text{糖質50gを含有する試験食の摂取後120分間までの血糖曲線下面積}}{\text{糖質50gを含有する基準食の負荷後120分間までの血糖曲線下面積}} \times 100$$

基準食として欧米ではグルコースや白パンが用いられているが，日本では糖質50gを含有するご飯を基準食とする案も検討されている．表5-3には，食品のGI指数（各種報告の平均値）を示している．つまり，血糖値の気になる人は，表にあげた食品のうち，なるべくグライセミック・インデックス指数の小さなものを選ぶようにすればよいことになる．糖尿病の食事療法の基本はカロリー制限であるが，GI指数も考慮した調理方法の工夫も重要である．また，糖尿病患者では食品摂取順序も大切で，今井らは，野菜を米飯より先に摂取すると，食後の血糖値およびインスリン値も抑制されたと報告している．これは野菜に含まれる食物繊維が糖質の分解，吸収に遅延をもたらし，その結果，食後血糖値の上昇抑制とインスリン分泌節約効果につながったと考えられる．

米国では，血糖管理に重点を置いたカーボカウント（carbohydrate counting）と呼ばれる指導方法が行われている．摂取する炭水化物量を計算して血糖値をコントロールする方法で，食後血糖上昇にもっとも大きな影響を及ぼすのは炭水化物であり，血糖上昇には炭水化物の質より量が重要であるという考え方が基盤になっている．カーボカウントは，食事指導方法の新しい選択肢である．わが国でははじまったばかりであり，今後の臨床経験の積み重ねにゆだねられる．

（3）糖尿病の運動療法

適度な身体トレーニングを長期にわたって実施すれば，筋肉のトレーニングになるとともに，内臓脂肪を効率的に減少させ，個体のインスリン抵抗性改善を介し，2型糖尿病の

表5-3 GI指数：各種報告の平均値（文献[9]より引用改変）

指数	食材
100	ぶどう糖
90～99	フランスパン
80～89	ジェリービーンズ
70～79	パン（精白小麦粉で作成），にんじん，かぼちゃ
60～69	パン（全粒小麦粉），パイナップル，アイスクリーム
50～59	ご飯，ゆでたポテト，とうもろこし，バナナ，キウイ
40～49	ぶどう，オレンジ，チョコレート，アップルジュース
30～39	ゆでたスパゲッティ，ヨーグルト，りんご，なし
20～29	ソーセージ，牛乳，グレープフルーツ
10～19	ピーナッツ

予防，治療に有用である．また，トレーニングの継続で，食事制限の実施による基礎代謝の低下が防止される．Snowlingらは，運動療法によりHbA1c値は低下し，合併症の危険が低下したと報告している．脂質代謝や高血圧の改善にも役立つといわれている．

運動療法の開始にあたっては，検査を行い，糖尿病のコントロール状態をチェックし，実施により病態を悪化させる要因がないかどうかを調べる必要がある．インスリンや経口糖尿病薬投与例，代謝調節の良好でない症例，高血圧症，糖尿病末梢神経障害，高度肥満者，高齢者などでに注意が必要であり，禁止あるいは制限する場合もある．

具体的には，散歩，ジョギングなど全身の筋肉を用いる有酸素運動を中等強度で，1回10〜30分，週3〜5日以上実施する．高齢者ではレジスタンス（筋力）運動も併用する．

運動療法の実施状況に関する調査では，食事指導に比べて指導率が低く，初診の糖尿病患者に対し，食事指導は90％以上行われているが，運動療法に関しては50％未満の実施率である．適切な運動療法ガイドラインの作成が望まれる．

参考文献

1）IDF DIABETES ATLAS Eighth edition 2017.
2）厚生の指標　国民衛生の動向　増刊2018/2019. 65（9），2018.
3）日本糖尿病学会編：糖尿病治療ガイド2014-2015．文光堂
4）寺本民生，片山茂裕編集：講義録　内分泌・代謝学．メジカルビュー社，東京，2005．
5）Glucose tolerance and mortality: comparison of WHO and American Diabetes Association diagnostic criteria. The DECODE study group. European Diabetes Epidemiology Group. Diabetes Epidemiology: Collaborative analysis of diagnostic criteria in Europe. Lancet 354：617-621，1999.
6）Tominaga M, et al: Impaired glucose tolerance is a risk factor for cardiovascular disease, but not impaired fasting glucose. Diabetes Care 22：920-924，1999.
7）Lindstrom J, et al: Sustained reduction in the incidence of type 2 diabetes by lifestyle intervention: follow-up of the Finnish Diabetes Prevention Study. Lancet 368（9548）：1673-1679，2006.
8）日本糖尿病学会編：糖尿病食事療法のための食品交換表．第7版，文光堂，東京，2013．
9）Foster-Powell K, Miller JB: International tables of glycemic index. Am J Clin Nutr 62（4）：871S-890S，1995.
10）今井佐恵子ほか：糖尿病患者における食品の摂取順序による食後血糖上昇抑制効果．糖尿病　53（2）：112-115，2010.
11）津田謹輔：食事療法．内科105（1）：49-53，2010.
12）佐藤祐造：運動療法．内科105（1）：55-59，2010.
13）Snowling NJ, Hopkins WG: Effects of different modes of exercise training on glucose control and risk factors for complications in type 2 diabetic patients. Diabetes Care 29（11）：2518-2527，2006.

第6章 慢性腎臓病の概念とその予防

I 慢性腎臓病の概念

　慢性腎臓病（chronic kidney disease，以下CKD）とは原疾患にかかわらず広範に腎臓病の存在を診断するものであり，2002年に米国腎臓財団によりその概念が提唱された．定義は腎障害を示唆する血液，尿検査，または画像検査の異常，あるいは糸球体濾過量（glomerular filtration rate，以下GFR）60mL/min/1.73m^{2}未満が3ヵ月以上持続する場合とされている（表6−1）．日本腎臓学会慢性腎臓病対策委員会の調査によると，わが国の20歳以上の成人において，CKDは約20％と報告されている．一方，Coreshらは米国のCKD患者の頻度を推定し，人口の約11％と述べている．このように日本人は米国人に比し，腎機能低下者の頻度が高い．

　CKDは透析や移植を必要とする末期腎不全の予備群であるだけではなく，腎不全以外の合併症，特に心血管病の発症またはそれによる死亡の重要なリスク因子になっている（図6−1）．CKDは進行度に応じた適切な治療が可能であるため，対策の重要性を啓発していくことが必要である．

II 推定糸球体濾過量とは

　糸球体濾過量（glomerular filtration rate，以下GFR）は，わが国ではイヌリン・クリアランスを用いて行うことが可能であるが，手技が煩雑で日常診療には向かない．そこで，日常診療において日本人のGFRは以下の推定式で算出する．

　　　eGFR（推定GFR）＝194×Cr$^{-1.094}$×Age$^{-0.287}$

　　（女性は×0.739）

表6−1　慢性腎臓病（chronic kidney disease，CKD）の定義[7]

下記1・2のいずれか，または両方が3ヵ月以上持続する
1. 腎障害が存在する． 　腎障害とは腎臓の形態的または機能的な異常を指し，GFRの低下の有無を問わない． 　腎障害の診断は，病理学的診断，または腎障害マーカー（血液，尿検査，または画像診断）によって行う．
2. 原疾患によらずGFR<60mL/min/1.73m^2

血清クレアチニン（Cr）を測定すれば，検査センターから自動的にeGFRが計算されてレポートされるシステムもこの推定式を用いている．

CKDの病期分類は表6－2のようになり，主にGFRの値により5段階に分け，各ステージにおける適切な診療計画を示している．CKDの治療・管理は原疾患にかかわらず共通したものであることから，簡易に使用できるCKD分類が有効である．考慮すべきは加齢の影響で，健常男女とも60歳を過ぎるとGFRが60mL/min/1.73m^{2}未満の割合が急速に増加し，GFRの平均は年齢とともに低下する．

III CKDと検尿

CKDの診断で，蛋白尿の存在はもっとも重要な所見と考えられており，さらに，蛋白尿は将来の腎機能悪化のもっとも有力なリスクファクターである．わが国において，蛋白尿測定は学校検診，職場検診，40歳以上の基本健康診査において必須項目であり，特に，原発性の慢性腎炎の多くは初期の自覚症状に乏しく，検尿以外の方法では早期発見は極めて困難であるため有用である．また，Isekiらは，試験紙法で尿蛋白が陽性であれば，腎

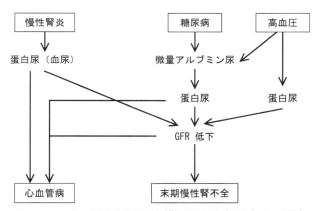

図6－1　主な腎疾患の経過と慢性腎臓病（CKD）との関連

表6－2　慢性腎臓病（CKD）の病期分類（文献[7]より引用，一部改変・追加）

病期	定義	GFR (mL/分/1.73m^2)	診療計画
1	腎症はあるが，機能は正常	≧90	CKDの診断と治療の開始
2	軽度低下	60〜89	CKD進行を予測
3	中等度低下	30〜59	CKD合併症の治療
4	高度低下	15〜29	合併症の治療と腎代替療法の準備
5	腎不全	<15	腎代替療法（尿毒症に至れば）の導入
D	透析期		透析

機能の予後に有意の差があり，かつ定性で（++）以上であれば，その腎不全にいたる危険度は大きく上昇すると述べている．

IV CKDと心血管病との関連

　CKDは末期腎不全の危険因子のみならず心血管病の重要な危険因子として認識されている．米国の疫学研究によれば，高度の腎機能障害を有する人々のみならず，中等度の腎機能障害を有する人々においても，心血管病の発症率や死亡率が上昇することが報告されている．

　わが国でもCKDが心血管障害による死亡に関与していることは報告されている．また，久山町研究において，2,634名を12年間前向きに追跡した成績より，CKDの存在は男性で冠動脈疾患のリスクを2.26倍，女性で脳梗塞のリスクを1.91倍高めたと報告されている．

V メタボリックシンドロームとCKDの関連

　メタボリックシンドロームとCKDの関連については，多数の報告がある．久山町研究よりメタボリックシンドロームのある群が，ない群に比してCKDの発症率が有意に高かった（10.6%対4.8%）．また，TanakaらはCKDと，沖縄県におけるメタボリックシンドロームとCKDについて疫学調査を行い，メタボリックシンドロームはCKDの寄与因子であること，また60歳未満の男性では，メタボリックシンドロームの項目数とCKDの発症率は相関していることを報告した．我々の調査によると女性のCKDの発症率はメタボリックシンドローム予備群において対象群の4.1倍，メタボリックシンドロームでは9.0倍で有意に高かった．これらの報告よりメタボリックシンドロームはCKDの増悪因子であると考えられる．

　このように，CKDとメタボリックシンドロームは関連しており，進行度に応じた適切な対策が可能であるため，対策の重要性を啓発していくことが重要である．

VI CKDにおける糖尿病腎症の重要性

　糖尿病腎症は，糖尿病症例に微量アルブミン尿が出現した時点で診断される．糖尿病腎症の病期分類は厚生労働省研究班から発表され，糖尿病腎症に関する合同委員会にて改訂されたものが用いられ，臨床的特徴や病理学的特徴により分類される．

　日本における末期腎不全患者は年々増加し，2017年に維持透析療法を受けている患者は

334,505人で，増加速度は鈍化しているが，引き続き増加している．わが国の人口の高齢化に伴う罹患者は，透析患者の高齢化にも反映され，その平均年齢は，68.4歳である．また，新規透析導入における糖尿病腎症の割合が42.5%になり，透析患者の39.0%を占めるにいたっている．また，糖尿病腎症から血液透析に移行した患者の予後は5年生存率で約50%と他の腎疾患に比べて極めて不良である．

VII CKDの予防

CKD発症のリスクファクターのうち高血圧，脂質異常症，糖尿病，肥満，高尿酸血症，メタボリックシンドロームはいずれも食事療法が基本であり，それによってある程度コントロール可能である．

慢性腎不全の食事療法はたんぱく制限に代表されるが，多くの臨床研究より低たんぱく食事療法が腎機能低下を抑制しうることがほぼ認められている．

VIII 末期腎不全治療の動向

急性・慢性を問わず，腎不全に陥った腎臓の機能を代行させる方法として血液透析と腹膜透析があり，さらに腎移植がある．ただし，腎移植は不可逆性の慢性腎不全に対してのみ行われる．腎移植は，生体腎移植と死体腎移植（献腎）に分けられ，死体腎移植は，心停止下腎移植と脳死下腎移植に分類される．

1997年10月に「臓器の移植に関する法律」（臓器移植法）が施行され，脳死は人の死と定められ，脳死下での臓器提供が可能になった．また，2009年7月に臓器移植法は改正され，本人の意思が不明な場合は，家族の承諾で臓器提供が可能になり，脳死下での臓器提供も少しずつ増えてきた．しかし，わが国での腎移植数は2016年において1,648例で，このうち1,471例（約90%）が親族をドナーとする生体腎移植で，心停止下移植61例，脳死下腎移植は116例であり，両者合わせて約10%と極端に少ない．欧米では，死体腎移植が70〜90%に達しており，わが国の献腎提供の絶対数をいかに増やすのかということが今後の大きな課題である．

参考文献

1) National Kidney Foundation: K/DOQI Clinical Practice Guidelines for Chronic Kidney Disease. Evaluation, Classification, and Stratification. Am J Kidney Dis 39 (Suppl 1): S170-S212, 2002.

2）Imai E, et al: Prevalence of chronic kidney disease (CKD) in the Japanese general population predicted by the MDRD equation modified by a Japanese coefficient. Clin Exp Nephrol 11：156-163, 2007.
3）Coresh J, et al: Prevalence of chronic kidney disease and decreased kidney function in the adult US population: Third national health and nutrition examination survey. Am J Kidney Dis 41: 1-12, 2003.
4）Andrew S, et al: Definition and classification of chronic kidney disease: A position statement from Kidney Disease: Improving Global Outcomes (KDIGO). Kidney Int 67：2089-2100, 2005.
5）Anavekar NS, et al: Relation between renal dysfunction and cardiovascular outcomes after myocardial infarction. N Engl J Med 351：1285-1295, 2004.
6）Ninomiya T, et al: Chronic kidney disease and cardiovascular disease in a general Japanese population: The Hisayama Study. Kidney Int 68：228-236, 2005.
7）塚本雄介，松尾清一：慢性腎臓病（CKD）を巡る日本と世界の動き．日内会誌 95：163-168, 2006.
8）松尾清一：腎—エビデンスに基づくCKD診療ガイドライン2009．日内会誌 99：2984-2989, 2010.
9）新見道夫ほか：住民健診における腎機能低下の危険因子に関する疫学分析．香川県立保健医療大学紀要 5：7-12, 2008.
10）Iseki K, et al: Proteinuria and the risk of developing end-stage renal disease, Kidney Int 63 (4)：1468-1474, 2003.
11）Levey AS, et al: National kidney foundation practice guidelines for chronic kidney disease; evaluation, classification, and stratification. Ann Intern Med 139：137-147, 2003.
12）Go AS, et al: Chronic kidney disease and the risk of death, cardiovascular events, and hospitalization. N Engl J Med 351: 1296-1305, 2004.
13）Irie F, et al: The relationship of proteinuria, serum creatinine, glomerular filtration rate with cardiovascular disease mortality in Japanese general population 69：1264-1271, 2006.
14）Ninomiya T, et al: Chronic kidney disease and cardiovascular disease in a general Japanese population：The Hisayama Study. Kidney Int 68：228-236, 2005.
15）Ninomiya T, et al: Metabolic syndrome and CKD in a general Japanese population: The Hisayama Study. Am J Kidney Dis 48：383-391, 2006.
16）Tanaka H, et al: Matabolic syndrome and chronic kidney disease in Okinawa, Japan. Kidney Int 69：369-374, 2006.
17）Niimi M, et al: Epidemiologic analysis of metabolic syndrome and chronic kidney disease on general health examination in Japanese women. Bulle of Kagawa Pref Col of Health Sci 5: 1-6, 2008.
18）厚生の指標 国民衛生の動向．増刊2018/2019，65（9），2018．
19）新田孝作，政金生人：透析医療の疫学．日医雑誌148：427-431, 2019.
20）日本移植学会：ファクトブック2017
http://www.asas.or.jp/jst/pro/pro8.html

第7章 がんの予防と効果的ながん検診

　わが国では，高齢化社会となり，感染症などが克服された結果，がんは重要で身近な病気となった．男性は一生のうち2人に1人ががんと診断され，女性では3人に1人である．また，死亡する人の3人に1人ががんである．

　がんは，私たちの体の細胞の遺伝子に異常が入ることで発症する遺伝子の病気である．これらの遺伝子の中で，がんに関連する遺伝子として，がん遺伝子，がん抑制遺伝子がある．これらの遺伝子を構成する塩基の配列に，突然変異や，増幅，欠失，転座などが起こって，これらのがん関連遺伝子の働きが活性化されたり阻害されると，正常細胞ががん細胞に変わる．こうして発生したがん細胞が分裂を繰り返すうちに遺伝子変化がさらに蓄積され，がん細胞は悪性度を増し，やがて周囲の臓器に広がる「浸潤」や，他の臓器に飛び火する「転移」が起こり，その個人の死をも招く．つまり，がんは遺伝子の異常が蓄積された結果発生する細胞の病気ということになる．

　がんは加齢により発症リスクが高まり，今後も高齢化の進行により死亡者数は増加していくものと推測される．このような国民病ともいうべきがんの問題を解決するために，がん対策基本法が制定，施行されている．

　本章では，がんの疫学，がん対策基本法，がん検診の現状と問題点，がんの予防法およびがんの診療と緩和医療について述べる．

I　がんの疫学

　がんの死因順位は，1981（昭和56）年以来，第1位である．がんの死亡数は，平成29年度は前年に比べ，192人が増加し，37万3,178人となっている．近年，がん対策が進展し，胃がんの死亡率は男13.5％，女10.1％，子宮がんは4.3％と大きく減少し，これまで増加傾向のあった多くの部位のがん死亡率・罹患率は，最近の10年間で増加が頭打ちに転じている（図7-1）．肺がんにおいては，年間約7万人が死亡し，男性ではがん死亡原因の第1位である．大腸がんの女性の死亡率は平成29年度において第1位，男性では胃がんに次いで第3位である．

　乳がんと前立腺がんの死亡率・罹患率については依然として増加傾向が続いている．さ

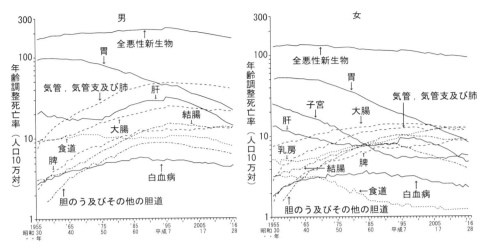

図7-1 部位別にみた悪性新生物の年齢調整死亡率（人口10万人対）の推移[2]

らに，高齢者人口の増加により，多くの部位のがん死亡数・罹患数は増加傾向にある．がんに対する画期的な治療法の開発，標準的ながん医療をうけることができる体制の整備が必要である．

II がん対策基本法[2]

2007（平成19）年にがん対策基本法が施行された．がん対策基本法の概要では，「がん予防および早期発見の推進」「がん医療の均てん化の促進」「研究の推進」があげられている（図7-2）．

がん予防および早期発見の推進では，がん予防の推進とがん検診の質の向上を図り，早期発見，早期治療を目指すとしている．がん予防及び早期発見の推進では，がん医療に携わる専門的な知識及び技能を有する医療従事者の育成を図るとともに，がん診療連携拠点病院の整備を推進するとしている．また，がん医療に関する情報の収集および提供体制を整備することとされている．がん研究については，がんの本態解明のため，革新的ながんの予防・診断・治療に関する方法の開発などが重要である．

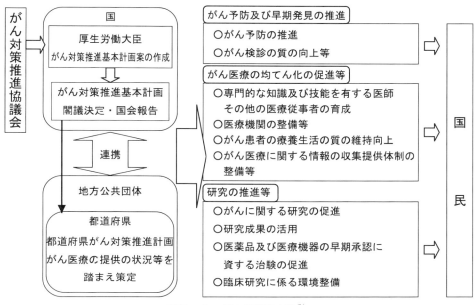

図7-2 がん対策基本法[2]

III がん検診の歴史，および現状と問題点

わが国のがん検診は，1950年代後半の胃集団検診に始まる．1982（昭和57）年，老人保健法によりがん検診は市町村が企画，立案，実施する事業となり，胃がん，子宮がん，肺がん，乳がん，大腸がん検診が行われた．2008年に，がん検診は健康増進法に位置づけられ，市町村が引き続き実施主体になることが明記された．

わが国におけるがん検診は，公的な制度として実施されている対策型検診と，個人が自由に受ける任意検診とがある．

がん検診の有効性は，厚生労働省の研究事業としてがんの部位別に研究の質や利益・不利益のバランスを考慮した評価が進められ，胃，大腸，肺，子宮頸部，前立腺の各がん検診についてガイドラインが作成され，公表されている．また，がん対策推進基本計画（2007年）では，5年以内にがん検診の受診率を50％にする目標が認定された．表7-1には，住民がん検診の対象と内容を示している．以下に，主ながん検診の有効性と受診率などについて述べる．

1）胃がん

　がん検診の有効性は，がんの発見ではなく，検診を実施した集団の死亡率が下がることにより評価されている．現時点で死亡率の減少効果が確認されているのは胃X線検査と胃内視鏡検査である．受診率は男性46.4％，女性35.6％である（図7－3）．

2）大腸がん

　大腸がんに対する便潜血検査（免疫法）は，死亡率が下がる相当の根拠があるとされており，その陽性率は進行がんで60～75％，早期がんでは30～40％である．受診率は，男性で44.5％，女性で38.5％である．また，精密検査の第1選択は大腸内視鏡検査である．

3）肺がん

　死亡率が下がる相応の根拠があるとされているのは，胸部X線検査とハイリスクな人に対する胸部X線検査と喀痰細胞診の併用である．低線量の胸部CTによる肺がん検診は死亡率減少効果の証拠が不十分と判定されている．肺がん検診の受診率は，男性51.0％，女性41.7％である．

4）子宮頸がん

　わが国では，地域住民健診として20歳以上の女性を対象に，2年に1度の子宮頸部擦過細胞診による子宮がん検診を実施することが推奨されている．検診受診率は42.4％である．また，子宮頸がん発症に必須のヒトパピローマウイルス（HPV）感染を予防する目的でHPVワクチンが開発され，日本でもこのワクチンの接種が2013年から定期接種化され，中1から高1の女子が対象となっている．しかし，HPVワクチンの健康被害に関する報道以降，HPVワクチンの安全性について見直す動きとともに，定期接種でありながら，接種の積極的勧奨を中止するという事態になっている．

5）乳がん

　乳がんは近年増加傾向にあり，女性部位別がん罹患率は全部位の20.5％で，1994年より第1位を占めている．しかし，死亡率は第5位（2015年）の9％であり，医療介入により救命しやすいがんといえる．罹患年齢は，60～64歳がピークで，その後は，横ばい，80歳以上で再び増加を示す．現在，マンモグラフィによる検診が乳がん検診方法の基本となっている．対象は40歳以上で，受診間隔は2年に1度である．検診受診率は，44.9％で欧米諸国に比べて相当に低い．

6）前立腺がん

　前立腺がんは60歳代後半から増加する．2017年の人口動態統計によれば，前立腺がんによる死亡数は12,013人で増加傾向にある．前立腺がん検診で用いられる，PSA（prostate specific antigen；前立腺特異抗原）検査は血液中のPSA値を測定するものであるが，PSA

検査，直腸診とも対策型検診としては勧められないとされている．しかし，全国で市町村検診の実施率は人間ドックと同様，増加している．

表7-1　住民がん検診の対象と内容[3]

種類	検査項目	対象者	受診間隔
胃がん	問診、胃部X線検査または胃内視鏡検査のいずれか	50歳以上	2年に1回
子宮頸がん	問診、視診、子宮頸部の細胞診および内診	20歳以上	2年に1回
肺がん	問診、胸部X線検査および喀痰細胞診	40歳以上	年1回
乳がん	問診および乳房X線検査（マンモグラフィ撮影）	40歳以上	2年に1回
大腸がん	問診および便潜血検査	40歳以上	年1回

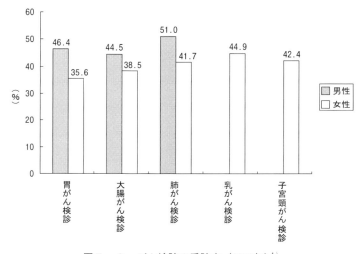

図7-3　がん検診の受診率（2016年）[4]

IV　がんの予防法

これまでの研究から，がんの原因の多くはたばこや飲酒，食事などの日常の生活習慣にかかわるもので，約7割を占めるといわれている．現時点で，科学的根拠に基づく国際的な評価や国内での検討により，国立がんセンターでは，「日本人のためのがん予防法」を提示している（表7-2）．以下，その内容について簡単に述べる．

1）喫煙

たばこががん全体の原因の3割を占めるという推計がある．たばこを吸っている人は禁煙し，吸わない人も他人のたばこの煙をできるだけ避ける．

2）飲酒

飲むなら，節度のある飲酒をする．飲む場合は1日当たりアルコール量に換算して約23gまで（日本酒なら1合，ビールなら大瓶1本程度）である．飲まない人，飲めない人は無理に飲まない．

3）食事

食事は偏らずバランスよくとる．食塩，特に高塩分食品（塩辛など）は週に1回以内にする．野菜・果物は両方で400g程度は毎日摂取し，目安は野菜では小鉢で5皿，果物は1皿分くらいである．また，飲食物を熱い状態でとることが食道がんなどを引き起こす可能性があるので，とりすぎないようにする．さらに，加工肉（ハム，ソーセージなど）や赤肉（牛，豚，羊など）は大腸がんのリスクを上げることが知られている．米国の国立がん研究所では，がん予防物質の研究より，デザイナーフーズ・ピラミッドを発表し，がん予防の有効性が認められる食品を3つのランクに分けた（図7-4）．

4）身体活動

日常生活を活動的に過ごすことが大切である．また，運動により大腸がんリスクは確実に抑えられる．

5）体型

肥満とがん全体との関係は，欧米とは異なり，それほど強い関連がないことが示されている．むしろ，やせによる栄養不足が問題である．

6）感染

日本ではB型，C型肝炎ウイルスの感染とがん，ヘリコバクター・ピロリ菌と胃がん，ヒトパピローマウイルス（HPV）と子宮頸がんなどが重要である．

表7-2 日本人のためのがん予防法[8]
―現状において日本人に推奨できる科学的根拠に基づくがん予防法―

喫　　煙	たばこは吸わない．他人のたばこの煙をできるだけ避ける．
飲　　酒	飲むなら，節度のある飲酒をする．
食　　事	食事は偏らずバランスよくとる． ＊塩蔵食品，食塩の摂取は最小限にする． ＊野菜や果物不足にならない． ＊飲食物を熱い状態でとらない．
身体活動	日常生活を活動的に過ごす
体　　型	成人期での体重を適正な範囲に維持する（太りすぎない，やせすぎない）
感　　染	肝炎ウイルス感染の有無を知り，感染している場合はその治療の措置をとる．

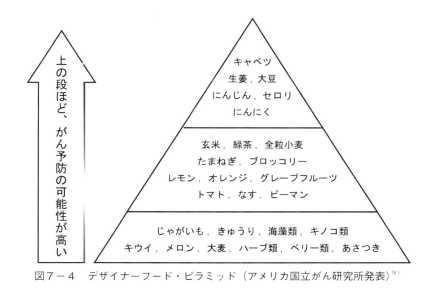

図7－4　デザイナーフード・ピラミッド（アメリカ国立がん研究所発表）[9]

V　がんの診療と緩和医療について

　がんと診断された場合には，種類，病期に応じた最善の医療を受けることが望ましい．図7－5にがんの診療過程を示す．治療を目指せる状況であれば，同じ治癒率で，患者の生活の質（Quality of life; QOL）を最も高く保てる治療法を選択する．そのためには，がんの専門医の治療を受け，機器が整備された医療機関で治療を受けることが望ましい．また，がん治療効果にはいまだ限界があるため，患者の意思決定に基づいた治療の選択や終末期医療など倫理的問題が存在している．

　進行がん患者が訴える苦痛症状としては，痛みだけでなく全身倦怠感，食欲不振，便秘，吐き気などの身体的苦痛，不眠や不安に対する精神的苦痛，家庭や仕事，金銭面などに伴う社会的苦痛，人生の意味を問うようなスピリチュアルペインなどがある．しかし，がん患者の苦痛は末期のみに現れるのではなく，がんと診断されてから亡くなるまでの過程でもおこる．このようなことから緩和医療の必要な時期は，患者・家族が何らかの苦痛や心配を持ち，解決が必要になったときである．

　WHOは，2002年に緩和ケアを，「生命を脅かす疾患に伴う問題に直面する患者と家族に対し，疼痛や身体的，心理社会的，スピリチュアルな問題を早期から正確にアセスメントし解決することにより，苦痛の予防と軽減を図り，生活の質（QOL）を向上させるためのアプローチである．」と定義している．

がん性疼痛は，心身の苦痛の原因となり生活の質を著しく低下させる．この場合，適正で積極的な高投与量モルヒネ投与による除痛が延命に寄与すると報告されている．WHO式がん疼痛治療法は国際標準の治療法であり，適正に行えば80〜90%の痛みを緩和できる（図7−6）．がん患者に現れる精神症状と痛みに対しては，専門性を持ったサイコ・オンコロジストの治療が大切である．また，終末期に増強するスピリチュアルペインに関しては，医療以外の介入（宗教，哲学，倫理学，法律学など）が求められる．

　わが国で利用できる緩和ケアを専門的に提供する機関には，緩和ケア病棟，緩和ケアチーム，在宅療養支援診療所，訪問看護ステーションなどがある．しかし，利用しているがん患者は10%以下にすぎない．緩和ケアチームとは，主に一般病棟の入院患者を対象とし，身体症状の緩和を専門とする医師，精神症状の緩和を専門とする医師，緩和ケアの経験を有する看護師，緩和ケアの経験を有する薬剤師などにより，苦痛やつらさの緩和を行うコンサルテーションチームのことである．がん診療連携拠点病院の指定要件において，緩和ケアチームの設置は必須となっており，このような患者およびその家族を中心にすえた緩和ケアチームの介入がはじまったことは画期的であり，今後のがんチーム医療の進展に期待したい（図7−7）．

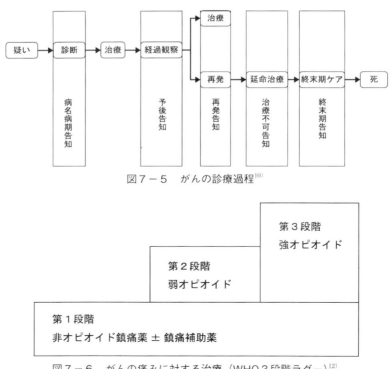

図7−5　がんの診療過程[10]

図7−6　がんの痛みに対する治療（WHO 3段階ラダー）[12]

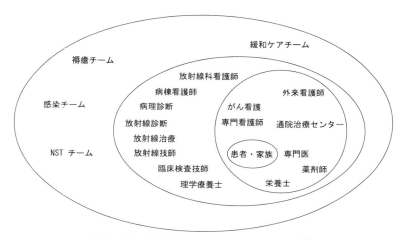

図7-7　がん診療におけるがんチーム医療[13]

参考文献

1）矢﨑義雄編：医の未来．岩波新書　1300．2011．
2）厚生の指標　国民衛生の動向　増刊2018/2019．65（9），2018．
3）厚生労働省：がん検診の現状．
　　https://www.mhlw.go.jp>05-Shingikai-10901000-Kenkoukyoku-Soumuka
4）厚生労働省　平成28年国民生活基礎調査の概況．
　　http://www.mhlw.go.jp>toukei>saikin>k-tyosa>tyosa16
5）若尾文彦：胃癌の疫学．医学のあゆみ　266（9）：649-654，2018．
6）川名敬：ヒトパピローマウイルス（HPV）をめぐる研究の現状と課題．医学のあゆみ　266（1），5-10．2018．
7）岩崎基：乳がんの疫学：最近の動向．医学のあゆみ　261（5），355-360，2017．
8）http://ganjoho.jp/public/pre_scr/prevention/evidence_based.html
9）http://zenritsusen.fc2web.com/syokujia.htm
10）山口建：家庭医によるがん治療－疾病管理と社会学の視点から－．治療　90（1）：6-13，2008．
11）日本医師会監修：がん緩和ケアガイドブック．2008．
12）向山雄人：がん緩和ケア．からだの科学　253：192-198，2007．
13）田中登美：医療機関におけるがん患者支援体制のあり方．内科　103（2）：321-328，2009．

第8章 認知症とその予防

I 認知症とは

　年をとるにつれ誰でも「自分もぼけるあるいは痴呆になるのではないか」と考えることがある．最近では，痴呆のことを認知症と呼ぶようになった．認知症とは，いったん正常に発達した認知機能および精神機能が，脳の器質的な病変によって後天的な衰退・崩壊を生じる病態である．認知症の定義としては，米国精神医学会によるDSM-Ⅳがよく知られている（表8−1）．

　これまでにわが国の認知症の疫学を明らかにした確実な資料は存在しなかったが,全国有病率調査が行われ，65歳以上の高齢者における認知症有病者数は2012年時点で約462万人であり．その有病率は15%と推定され，2040年には953万人を超えると推計されている．

　認知症の症状は，認知機能障害を示す中核症状と精神症状を示す周辺症状に分けられる．中核症状とは，記憶障害や見当識障害であり，日常的には何度も同じことを尋ねたり，自分がしたことを覚えていない．その評価は,わが国では改訂版長谷川式簡易知能評価スケールがよく用いられている．周辺症状は，妄想，幻覚，うつ状態，暴言暴行，徘徊，不潔行為などである．

　わが国の認知症の原因疾患の頻度は，2010年代前半の調査では，アルツハイマー病が67.6%と最多であり，脳血管性認知症19.5%，レビー小体型認知症4.3%，その他は8.6%と報告されている（図8−1）．このように，認知症の原因となる疾患は多数あるが，三大認知症と呼ばれているものはアルツハイマー型認知症，脳血管性認知症，レビー小体型認知症である．アルツハイマー型認知症は原因不明の脳の変性で，脳が進行性に縮む．物忘れがひどく，時間・場所の認識がなくなり痴呆は進行していく．脳血管性認知症は，脳梗塞，脳出血などにより，脳の血液循環が悪くなり起こる．まだら状の認知症といわれ，怒りっぽく涙もろい．レビー小体型認知症は原因不明の脳の変性で，神経細胞にレビー小体ができて細胞を死滅させる．認知症が軽いうちに抑うつ・幻視・妄想やパーキンソン症状が起こるのが特徴である．わが国では以前まで脳血管性認知症が一番多かったが，近年ではアルツハイマー病が第1位を占めている．

　治療可能な認知症は全体の10%前後と推定され，治療可能な原因疾患を見落とさないこ

とは臨床的に重要である．そのためには血液検査（とくに甲状腺機能低下症や神経梅毒を除外するための甲状腺ホルモン，梅毒検査）と脳の萎縮の程度や変性部位をみるために，頭部CT（可能であればMRI）は最低限必要である．また，認知症の前段階として，軽度認知障害やサルコペニア（筋肉減少症），フレイル（虚弱）があり，これらの老年症候群にも留意する必要がある．

II アルツハイマー病の病態

ドイツの精神医学者Alois Alzheimerが最初に報告した変性痴呆疾患である．一般に孤発性であるが，数％は家族歴を有する家族性アルツハイマー病である．

現時点でアルツハイマー病の有力な原因仮説は，本来可溶性の分泌蛋白として生理的に放出されているアミロイドβ（Aβ）が，何らかの機序でアミロイドを形成し不溶性にな

表3-1　DSM-IVによる認知症の診断基準（米国精神医学会）[1]

A．多彩な認知機能障害を発現． 　1．記憶障害（新しい情報を学習したり，以前に学習していた情報を想起する能力の障害） 　2．次の認知機能の障害が1つ以上ある 　　a．失語（言語の障害） 　　b．失行（運動機能は障害されていないのに，運動行為が障害される） 　　c．失認（感覚機能が障害されていないのに，対象を認識または同定できない） 　　d．実行機能（計画を立てる，組織化する，順序立てる，抽象化すること）の障害 B．上記の認知障害は，社会的または職業的機能の著しい障害を引き起こし，また，病前の機能水準から著しい低下を示す． C．その欠損は，せん妄の経過中にのみ現れるものではない．

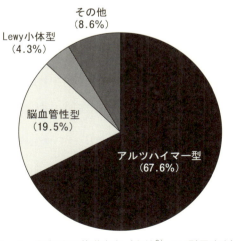

図8-1　認知症の基礎疾患（文献[3]より引用改変）

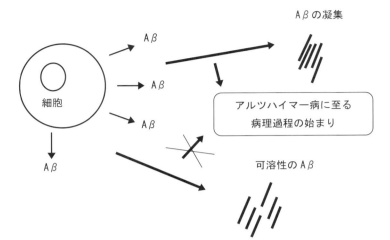

図8−2 アミロイドカスケード仮説（文献[6]より引用改変）

る過程に分子病理の引き金があるという考え方で，アミロイドカスケード仮説と呼ばれている（図8−2）．病理学的所見では，細胞外アミロイド蓄積物である老人斑が特徴的で，神経原線維変化，神経細胞脱落がみられる．

III アルツハイマー病の診断と病期分類

　認知症の正確な診断を行う上で画像診断は欠かすことができない．アルツハイマー病の頭部X線CTまたはMRIで，大脳皮質，海馬の萎縮および脳室の拡大がみられる．また，脳血流SPECTも有用である．将来有望な検査として，PETによる脳代謝測定とアミロイドイメージングがある．バイオマーカーとしては，髄液中のアミロイドβ42の低下や，タウ蛋白の増加などを測定する方法がある．

　アルツハイマー病の病気の進行は大きく3段階に分かれる．第1期は，一般に記銘・記憶障害や失見当識で始まる．第2期は，進行に伴って認知機能の低下と失語，失行，失認などの巣症状が加わり，徘徊がみられ，人格の荒廃をきたす．第3期は，日常生活が大きく障害され，失禁状態となる．無欲・無動状態となり，寝たきりとなって肺炎などで発症から5～10年で死亡する．

IV アルツハイマー病の治療

（1）薬物療法

　近年，治療薬の開発によって薬物治療が主に行われるようになってきた．薬物療法は，

現在利用されている中枢症状の治療薬と開発中である根本治療薬に分けられる．

1）中枢症状の治療薬

アルツハイマー病では，コリン作動性神経細胞の減少が認められていることから，神経伝達物質アセチルコリンの分解酵素であるアセチルコリンエステラーゼを阻害する薬剤が開発され，現在，ドネペジル，ガランタミン，リバスチグミンが使用されている．また，グルタミン酸NMDA（N-methyl-D-aspartate）受容体拮抗作用を有し，生理的なグルタミン酸神経活動には影響を及ぼさずに，過剰なグルタミン酸による神経毒性を抑制するメマンチンも承認された．この4つの治療薬で効果に明らかな差は認められない．

2）根本治療薬

アミロイド仮説に基づいたアルツハイマー病の根本治療薬は，まだ臨床に供するまでには至っていないが，その治療戦略を図8－3に示す．

アルツハイマー病の病態の中核にあるアミロイドβを除去または無毒化するアミロイドワクチンには大きな期待が寄せられている．米国エラン社は，2000年に世界初の能動ワクチン（42アミノ酸からなるアミロイドβと免疫強化剤の混合物）の臨床試験を開始したが，自己免疫性と思われる脳炎が全体の6％に出現し，中止となった．しかし，ワクチン接種を受け，他の原因で死亡し剖検された患者の脳では老人斑が減少ないし消失している所見が示された．現在では，血中に外来性に抗アミロイド抗体を注入することによって効果を

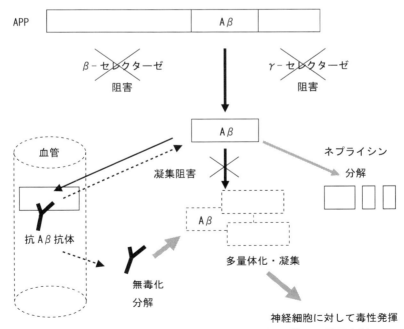

図8－3　アルツハイマー病の病態と治療戦略（文献[7]より引用改変）

発揮させようとする試みが行われている(受動ワクチン).

一方,アミロイドβは多量体化または凝集することにより神経毒性を発揮すると考えられている.アミロイドβが生成されるには,2カ所でアミロイド前駆体蛋白(APP)が切断される必要があり,これらを阻害することにより,アミロイドβの生成を抑制することが可能である.特に,γセレクターゼ阻害剤の新規薬物の開発が盛んに行われている.また,アミロイドβ分解を促進するネプリライシン発現促進薬,アミロイドβ凝集阻害薬などの臨床研究が進行中である.

現在,根本治療薬が理想とする薬効が得られるかどうかは定かではなく,根本治療薬の効果には限界があると思われる.これに中枢症状治療薬を併用することにより,追加的な薬効が得られるのではないかと期待されている.

(2) 非薬物療法

認知症の行動力や心理症状を軽減することであり,適切なケアや脳の活性化リハビリテーションで残存機能を引き出す介入が望まれる.患者に役割を担うこと,ほめること,会話を楽しむことなどが特に重要と考えられる.小澤は,「彼らには世間体などにはとらわれず,失敗してもとがめられない場を用意する必要がある.そこには1人ひとりの不自由を知悉したうえでの過不足のないケアが届けられており,しかも暖かな人と人とのつながりが満ちているはずである.そのような場と関係が作り出せれば,彼らは大変な不自由をかかえていても,生き生きとした,安定した生活を送れるようになる,と私は確信している.」と述べている.このようなケアの心がけを大切にし,家族介護者を含めた日常生活の改善に向け,努力していく必要がある.

アルツハイマー病の予防

アルツハイマー病の促進因子としては加齢,遺伝的要因,高血圧,脂質異常症,糖尿病などで,防御因子としては知的活動,運動,適切な食事,適度なアルコールなどである.

1) 加齢

アルツハイマー病の発症率は,65歳以降5年を経るごとに認知症の有病率は2倍に増加するといわれ,年齢は最も明確な危険因子である.

2) 血圧のコントロール

大規模な疫学調査により,高血圧がアルツハイマー病の危険因子であり,血圧が高いほどアルツハイマー病のリスクも増加することが報告されている.

3）脂質異常症

　高コレステロール血症がアルツハイマー病の発症機序に関与していることが示唆されており，疫学調査でも危険因子として同定された．また，コレステロール降下薬であるスタチンがアルツハイマー病の発症を抑制するという報告もみられる．

4）糖尿病

　糖尿病があるとアルツハイマー病の発症の危険性が増加し，インスリン治療をしているとさらに倍増するという報告がある．

5）食事

　食習慣では，魚の摂取，野菜・果物の摂取が関係していることが分かっている．Rotterdam Studyでは，魚の摂取が認知症，特にアルツハイマー病の予防効果をもつと報告され，この効果は魚に含まれるn-3系不飽和脂肪酸であるエイコサペントエン酸（EPA），またはドコサヘキサエン酸（DHA）によるものと考えられている．野菜や果物の摂取量との関連においても，同様にRotterdam Studyがあり，調査開始時にビタミンE，ビタミンCの豊富な果物を多量に摂っている人は，アルツハイマー病を含む認知症性疾患の発症率が低く，この結果は特に喫煙者において顕著であったという．

6）アルコール

　赤ワインの摂取では，飲まない人に比べて週1回以上飲む人は，アルツハイマー病の発症の危険度は約半分になっており，赤ワインに含まれているポリフェノールが関係していると考えられている．しかし，ワインをほどよく消費する生活様式が抑制的に作用している可能性もある．

7）喫煙

　1993年の疫学分析では，防御効果が示されたが，その後の研究によると，無関係としたもの，かえって発症を促すとしたものが大半を占めている．

8）知的活動

　文章を読んだり，書いたり，テレビを観るなど，知的な刺激を受けることは，アルツハイマー病のリスク減少と関係していることが報告されている．また，対人的な接触頻度も大きく関わっていることが明らかにされている．

9）運動

　身体活動の低さはアルツハイマー病の危険因子として指摘されてきた．わが国の7年間の前向き調査においても，運動がアルツハイマー病の発症を抑制することを証明している．運動がもつ効果のメカニズムは，脳血流の増加や免疫機能の改善などが考えられている．

10）薬物

非ステロイド系消炎鎮痛薬の予防効果については，すでにメタ解析があるが，その用量や開始時期などについても明らかにする必要がある．

VI 認知症と社会支援

認知症のケアは個人から地域全体で支えるケアへと大きく変化している．その背景には，2000年に導入された介護保険制度の開始により，認知症の介護に関する議論の高まりや啓発活動が活発となり，介護の社会化が促進されたことがあげられる．

さらに，2006年度の介護保険制度改革は，地域密着型サービスの新設や居住系サービスの拡大によりサービス体制の確立を目指している．地域密着型サービスでは，夜間対応型訪問看護，小規模多機能型居宅介護，認知症対応型共同生活介護（グループホーム），認知症対応型通所介護などが創設された．

このように介護の社会化は促進されてきたが，要支援・要介護高齢者の主な介護者の約7割が同居している家族であることから，依然として，家族介護者の介護力に依存する傾向が大きい．一般生活者が認知症をどの程度理解しているのかを企図した調査によると，認知症の症状が，記憶力の低下に限局したものではなく，理解力や判断力の低下など，多岐にわたることを理解していない者が3割を占め，認知症が余命を短くする疾病であることを理解していない者が回答者の9割を占めていた．したがって，今後，一般住民における認知症に関する正しい知識の普及が緊急の課題である．また，認知症患者が尊厳を保持し，住み慣れた地域において生活を継続するためには，介護・医療システムなどの公的制度による支援が不可欠である．

参考文献

1）檜皮谷泰寛，三輪英人：認知症．内科 102（6），1062-1068，2008．
2）和田健二：臨床に役立つQ&A 1.将来,認知症者数は減少するのでしょうか．Geriat Med 57(4), 373-375, 2019.
3）井桁之総：認知症の疫学とスクリーニング法．内科121（4），724-728，2018．
4）朝田隆：日本における認知症患者実態把握の現状．医学のあゆみ 235（6）：611-616，2010．
5）井村裕夫編集：わかりやすい内科学．第3版．文光堂 東京，2008．
6）上島国利監修・編集：精神障害の臨床．日医雑誌 131（12），2004．
7）中村祐：新たなAD治療薬とその他の薬物について．CLINICIAN' 10，588（54），416-423，2010．
8）長田乾ほか：薬物療法．日内会誌 100（8），2134-2145，2011．

9) 小澤勲：認知症とは何か．岩波新書　942
10) 玉岡晃：アルツハイマー病の予防．臨床検査　52（3），307-313，2008．
11) 朝田隆：アルツハイマー病のリスクファクター．診断と治療　96（11），2269-2273，2008．
12) Engelhart MJ, et al: Dietary intake of antioxidants and risk of Alzheimer disease. JAMA 277：822-824, 2002.
13) 荒井由美子：認知症と社会支援．診断と治療　96（11），2371-2375，2008．
14) Arai Y, et al: What do we know about dementia? : a survey on knowledge about dementia in general public of Japan. Int J Geriatr Psychiatry 23：433-438, 2008.

第9章 ストレスと健康

I ストレスとは

　近年はストレスの多い時代である．職場，学校，家庭などの諸問題がストレスの要因となり，多くの人々が精神的ストレスを感じている．ストレスと身体変化（ストレス反応）について論じ，ストレス反応を起こす経路には，内分泌系，免疫系，自律神経系があることを示し，ストレス学説を提唱したのはハンス・セリエである．ストレスが心身に影響すると，生体防御機構である，これら内分泌系，免疫系，自律神経系にわたってさまざまな症状を呈し，さらに慢性的に持続すると生体防御機構に破綻をきたし，さまざまな疾患を生じることになる．

II 生体のストレスと伝達経路

　ストレスには，身体的ストレスと心理的ストレスがあり，身体的ストレスでは，直接視床下部に情報が伝達される．一方，不安，恐怖，怒りなどの心理的ストレスは大脳皮質や大脳辺縁系を介して，最終的に視床下部に伝達される（図9−1）．
　生体がストレスにさらされると，視床下部−下垂体−副腎皮質系（hypothalamic-pituitary-adrenal axis；HPA系）の内分泌応答と交感神経−副腎髄質系（sympathetic-adrenal-medullary axis；SAM系）の自律神経応答が引き起こされるが，HPA系とSAM系の制御には視床下部が中心的な役割を演じている．
　ストレス防御のための内分泌中枢である視床下部の副腎皮質刺激ホルモン放出ホルモン（corticotropin-releasing hormone；CRH）ニューロンからCRHが分泌され，副腎皮質刺激ホルモン（ACTH）−コルチゾール系を刺激し，コルチゾールの過剰分泌をきたす．また，下垂体，視床下部，高位の大脳辺縁系にはコルチゾール受容体があり，コルチゾールが増えるとネガティブフィードバックにより，ACTHおよびCRHは抑制され，ストレス刺激は過剰に加わらなくなる．また，視床下部のCRHニューロンは，交感神経系とも密接な連絡があり，ストレスによりCRHが分泌されると，ノルアドレナリンを分泌する．ノルアドレナリンの分泌により，HPA系が活性化されるとともに，交感神経系に影響を与え，SAM

系が活性化され，副腎髄質からアドレナリン，ノルアドレナリンが血液中に放出される．
　ストレスによって免疫系が影響を受けることは,ヒトや動物で多くの報告がある．ストレスによる交感神経系の過剰な興奮は免疫系を賦活し，リンパ球やマクロファージなどの細胞から分泌されるインターロイキン-1（interleukin-1; IL-1），IL-6などの炎症性サイトカインは増加し，視床下部のCRHニューロンを介して視床下部－下垂体－副腎皮質系は賦活化される．一万，ストレス下で分泌されるコルチゾールは免疫系を抑制し，ホメオスタシスを保つ方向に働く．

III ストレス関連疾患

　ストレスにより引き起こされる可能性のある疾患は，数多く報告されているが，大別すると内科的疾患，精神科疾患，その他の疾患に分類される（表9－1）．ストレスが関与する内科的疾患は循環器系では，高血圧，冠動脈疾患，呼吸器系では気管支喘息，過換気症候群，消化器系では胃・十二指腸潰瘍，過敏性腸症候群などが代表である．もちろん，ストレス以外の様々な原因で起こることが多いが，時として，ストレスが原因で引き起こされたり，何らかの原因にストレスが加わって，疾患を増悪させる．精神科疾患ではうつ病，神経症，適応障害などがあげられる．うつ病は，自殺と非常にかかわりの深い心の病であり，自殺者を減らすためには，早期発見，早期治療が重要である．

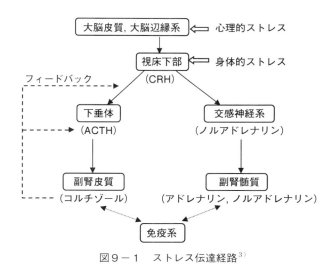

図9－1　ストレス伝達経路[3]

表9-1　ストレス関連疾患[1]

領域	ストレス性疾患
呼吸器系	気管支喘息，過換気症候群
循環器系	本態性高血圧症，冠動脈疾患
消化器系	胃・十二指腸潰瘍，慢性胃炎，過敏性腸症候群
内分泌系	甲状腺機能亢進症，糖尿病
神経・筋肉系	筋緊張性頭痛，片頭痛
皮膚科領域	円形脱毛症，慢性蕁麻疹，アトピー性皮膚炎
整形外科領域	関節リウマチ，頸腕症候群
耳鼻科領域	アレルギー性鼻炎，めまい症，心因性失声症
精神科領域	うつ病，神経症，社会不安障害
その他	神経性食思不振症，更年期障害

IV ストレスの評価法

　わが国では，心の不調の問題を抱える患者数あるいはストレス関連疾患が増加しているが，その現状を踏まえ，2015年12月，厚生労働省により，「労働者の心理的な負担の程度を把握するための検査」の制度が施行されることになり，50人以上の事業所には，ストレスチェックの実施が義務づけられ，その取り組みが注目されている．

　これまでストレスを評価するには問診による主観的な評価法として，GHQ 30（General Health Questionnaire）や，日本版State-Trait Anxiety Inventory（STAI），蓄積的疲労徴候インデックス（CFSI; Cumulative Fatigue Symptoms Index）の質問調査などがあり，血液や尿中のカテコラミンやコルチゾールを測定する客観的な生化学的方法，また，脳波のα波や心拍数の変動などを用いた生理学的評価法などがあり，利用されてきた．

　最近では，簡単に採取できる唾液が注目され，唾液からストレスを反映する物質としてコルチゾール，α-アミラーゼ，クロモグラニンA，分泌型免疫グロブリンA（IgA）などが同定された．これらのストレス関連成分は測定が簡便であり，複数の市販免疫測定キットを利用できるため，臨床現場で容易に使用されている．

　本章では，企業等での組織的なメンタルヘルス，病院や施設での臨床用，学生相談，そして研究用の資料としてよく利用されているSTAIの質問調査を紹介し，また，唾液中ストレス関連物質の臨床応用について概説する．

（1）STAIの質問調査

　SpielbergらによるSTAIの日本語版（表9-2）を示す．「状態不安」（以下，A-State）

は調査時点での不安の強さを示し,「特性不安」(以下,A-Trait)は性格特性としての不安になりやすさを示す.それぞれ20項目の質問からなり,4段階尺度で回答させるものである.それぞれ,回答区分を1～4点で得点化したものを合計して,A-State,A-Traitとも合計得点が高いほど不安傾向が強いことを示している.平常事態の得点は,男子45.34±10.24,女子44.51±8.85である.この質問調査により不安を定量化することができ,比較的正確なスクリーニングテストと評価されている.

表9-2　日本版State-Trait Anxiety Inventory (STAI) 質問票 (文献[10]より引用改変)

STAIの状態不安項目

やり方:下に文章がならんでいますから,読んで,この質問紙を記入している今現在のあなたの気持ちをよく表すように,それぞれの文の右の数字に○をつけて下さい.考えこまないで,今の自分の気持ちによくあうと思う所に○をつけて下さい.

	全くちがう	いくらか	まあそうだ	その通りだ
1. 気が落ちついている	1	2	3	4
2. 安心している	1	2	3	4
3. 緊張している	1	2	3	4
4. くよくよしている	1	2	3	4
5. 気楽だ	1	2	3	4
6. 気が転倒している	1	2	3	4
7. 何か悪いことが起こりはしないかと心配だ	1	2	3	4
8. 心が休まっている	1	2	3	4
9. 何か気がかりだ	1	2	3	4
10. 気持ちがよい	1	2	3	4
11. 自信がある	1	2	3	4
12. 神経質になっている	1	2	3	4
13. 気が落ちつかず,じっとしていられない	1	2	3	4
14. 気がピンと張りつめている	1	2	3	4
15. くつろいだ気持ちだ	1	2	3	4
16. 満ち足りた気分だ	1	2	3	4
17. 心配がある	1	2	3	4
18. 非常に興奮して,体が震えるような感じがする	1	2	3	4
19. 何かうれしい気分だ	1	2	3	4
20. 気分がよい	1	2	3	4

STAIの特性不安項目

やり方：下に文章がならんでいますから，読んで，こんどはあなたのふだんの気持ちをよく表すように，右の数字に○をつけて下さい．あまり考えこまないで，ふだん感じている通りにつけて下さい．

	ほとんどない	ときたま	しばしば	しょっちゅう
21．気分がよい	1	2	3	4
22．疲れやすい	1	2	3	4
23．泣きたい気持ちになる	1	2	3	4
24．他の人のように幸せだったらと思う	1	2	3	4
25．すぐに心が決まらずチャンスを失い易い	1	2	3	4
26．心が休まっている	1	2	3	4
27．落ちついて，冷静で，あわてない	1	2	3	4
28．問題が後から後から出てきて，どうしようもないと感じる	1	2	3	4
29．つまらないことを心配しすぎる	1	2	3	4
30．幸せな気持ちになる	1	2	3	4
31．物事を難しく考えてしまう	1	2	3	4
32．自信がないと感ずる	1	2	3	4
33．安心している	1	2	3	4
34．危険や困難を避けて通ろうとする	1	2	3	4
35．憂うつになる	1	2	3	4
36．満ち足りた気分になる	1	2	3	4
37．つまらないことで頭が一杯になり，悩まされる	1	2	3	4
38．何かで失敗するとひどくがっかりして，そのことが頭を離れない	1	2	3	4
39．あせらず，物事を着実に運ぶ	1	2	3	4
40．その時気になっていることを考え出すと，緊張したり，動揺したりする	1	2	3	4

（2）唾液中ストレス関連物質

1）唾液中コルチゾール

　コルチゾールは早朝に高く午後から低いという日内リズムをもつ．唾液中コルチゾールは血液中に存在するコルチゾールから移行するため，同じ日内リズムをもつ．ストレスを評価する場合，日内変動を考慮することは，極めて重要である（表9-3）．また，唾液中のコルチゾール分泌は，起床直後から急激に上昇することが知られており，この反応は，起床時コルチゾール反応（Cortisol Awakening Response：CAR）と呼ばれている．起床直後から60分までに，複数回，唾液を採取し，起床直後のコルチゾール濃度から最大増加量，もしくはコルチゾール濃度−時間曲線下面積からCARを求めることができる．

　唾液中コルチゾールは，精神的な急性ストレスに対して増加すると報告されている．

この場合，心理的な急性ストレス負荷としては，トリーア社会ストレステスト（Trier Social Stress Test TSST）が繁用されている．このテストは，急性の心理的ストレッサーに対するコルチゾール反応を評価する標準的プロトコールとして位置づけられている．Kudielkaらは，TSSTを用いて，高齢者，若年者，子供の男女において検討し，唾液中コルチゾールは，負荷終了後，有意に上昇したと述べている．

　唾液中コルチゾールと慢性ストレスとの関連においても多数の報告がある．例えば，起床時コルチゾール反応（CAR）は，職業上のストレスおよび全般的な生活上のストレスにおいては増加し，疲労，バーンアウト，心的外傷後ストレス障害を示すものでは，鈍化していたという報告が多い．このような結果から考えると，一般的には，視床下部－下垂体－副腎系は，初期のストレス状況では活動を増し，長期にわたると逆に低下すると考えられる（表9－4）．

　運動・スポーツ分野における心理的ストレスの研究においては，自記式評価尺度に加えて，唾液中コルチゾールを指標とした研究も多くみられる．Powellらは，健康な若年男子にトレッドミルを用いて2つの異なる運動負荷（漸増的多段階負荷法あるいは暑い環境下長時間運動）を加えて，血清コルチゾールと唾液中コルチゾールを運動の前と後の1時間まで15分間隔で採取，測定した．その結果，いずれの負荷試験においても，血清コルチゾールのピークは，運動回復後15分であったが，唾液中コルチゾールは，運動直後に増加した．したがって，唾液中コルチゾールは血清コルチゾールより感度の良いマーカーと考えられる．

　このように，唾液中コルチゾールのストレス関連疾患やスポーツ医学への応用は広くなっており，測定法においても唾液式ストレスセンサの開発が進んでいる．

2）唾液中α－アミラーゼ

　唾液中のα－アミラーゼは，唾液腺の腺房細胞で産生される消化酵素のひとつであり，その分泌は，交感および副交感の自律神経の調節を受けている．ストレスが加わると，交感神経系は興奮し，交感神経－副腎髄質（SAM）系を賦活させ，唾液腺のβ－アドレナリン受容体に働き，α－アミラーゼを分泌する機序が考えられている．Naterらは，唾液α－アミラーゼは早朝覚醒後，60分以内に著明に減少し，午前9時までに回復し，それ以降は夜までゆるやかに安定した増加を示し，食事摂取の影響は受けないと述べている．

　身体的ストレスと唾液中α－アミラーゼとの関連については，Yamaguchiらが報告している．彼らは15名の健常成人にエルゴメータで運動負荷を実施し，唾液中α－アミラーゼ活性の変化は運動負荷による心拍数の変化と同様であったと述べている．

　また，唾液中α－アミラーゼの測定は精神的ストレスのよい指標とされ，直接神経作用

により短時間で反応するため，その特徴を生かした報告が多い．Notoらは，15分間の暗算時のストレスを評価し，唾液中α-アミラーゼは暗算直後，有意に増加し，不安尺度を得点で評価するSTAIと有意に相関していたと述べている．

　Takaiらは，ストレス用ビデオ（角膜移植手術）を鑑賞した実験において，始まってすぐに唾液中α-アミラーゼが有意に増加し，終了後，速やかに前値に戻り，唾液中コルチゾールより増加度が有意に高く，より早く反応したと指摘している．さらに，安らぎのビデオ鑑賞では，唾液中α-アミラーゼは減少したが，コルチゾールは変化しなかったと述べている．

　我々は，やや長時間の国家試験模擬試験（筆記）のストレスについて検討し，試験終了直後に唾液中α-アミラーゼは有意に増加し，唾液中コルチゾールとクロモグラニンAは変化しなかったと報告している．

　このように急性の精神ストレスを検討する場合，唾液中α-アミラーゼは優れた指標であるが，さらに，ドライケミストリー方式を採用したキットの製品化が行われ，平成19年に唾液アミラーゼ交感神経モニター（唾液アミラーゼモニター）として設定され，リアルタイムに計測が可能になった．今後のストレス評価システムの開発の進展に期待したい．

3）唾液中クロモグラニンA

　唾液中クロモグラニンAは顎下腺で合成され，自律神経刺激により唾液腺に放出されるといわれている．日内変動については覚醒時がピークで，1時間後，底に減少し，1日中低値を維持すると報告されている．

　唾液中クロモグラニンAは運動負荷のみで変化を示さず，精神的ストレスのみに反応するといわれている．しかし，Naitoらは，身体的ストレスにおいても有用な指標であると指摘している．すなわち，13名の健常成人において安静時とエルゴメータ運動負荷後に唾液中クロモグラニンAを測定すると，唾液中クロモグラニンAは運動後，有意に増加し，血漿ノルアドレナリン濃度あるいは心拍数と有意に相関したと報告している．

　Takatsujiらは，看護学生の筆記試験ストレス（1時間）において唾液中クロモグラニンA，IgAは有意に上昇したが，コルチゾールは変化しなかったと報告している．

　高齢者の内視鏡検査時のストレスを評価し，成人と比較した成績によると，高齢者，成人ともに，唾液中クロモグラニンAは内視鏡検査中に比し，検査前に上昇しており，さらに，高齢者のクロモグラニンAは成人に比較して高値であった．したがって，高齢者では内視鏡検査中のストレスによって起こる合併症に注意が必要であることを喚起している．

　過敏性腸症候群はストレスにより症状が増悪することが知られた疾患である．Hamaguchiらは，この症候群の症状改善に腹筋ストレッチが有用であることを証明する

ため，過敏性腸症候群の患者と対照群において，腹筋ストレッチの前後で唾液中クロモグラニンAを測定し比較検討している．過敏性腸症候群の患者の唾液中クロモグラニンAの基礎値は対照群より高値であり，ストレッチ後，有意に減少したと述べている．

4）唾液中IgA

IgAは，分泌型IgAと血清型IgAに分類される．分泌型IgAは口腔，鼻腔，消化管などの粘膜の粘液中に存在し，粘膜局所の免疫機構において主たる役割を担っている蛋白質である．唾液中IgAは免疫力の指標と考えられ，唾液中には50〜200μg/mLと比較的高い濃度で存在する．唾液中IgAの日内リズムについては，覚醒後の最も高い濃度から下降し，6時間は安定して低下し，以後は平坦なパターンを示す．また，唾液中のIgAの濃度は唾液流量と関係する．そのため，IgAを測定するときは，唾液分泌速度も同時に測定し，1分間当たりの唾液IgA分泌速度（μg/min）を求める必要がある．

唾液中IgAは免疫系のマーカーであるが，運動に対するストレスマーカーとしても用いられている．また，精神的ストレスと関連した報告も多数あり，特に，慢性ストレスの指標としても注目されている．Deinzerらは，学術試験の6日前から14日後までの長期間の唾液を採取し，唾液中IgA濃度およびその分泌率を測定したが，ストレス後14日間の唾液中IgA濃度および分泌率は，持続的に低く，回復は観察されなかったと報告している．

表9-4に各種ストレス環境における唾液中バイオマーカーの変化をまとめた．今後，これらの物質は身体的および精神的なストレスを特異的にかつ高感度に検出できる指標として期待される．

表9-3 唾液中ストレス関連物質の日内変動[17]

唾液中物質	日内変動の特徴
コルチゾール	早朝に高く午後から低い
クロモグラニンA	覚醒時がピークで，1時間後，底に減少し，1日中低値を維持
α-アミラーゼ	早朝覚醒後，60分以内に著明に減少し，午前9時までに回復し，それ以降は夜までゆるやかに安定した増加を示す
IgA	覚醒後の最も高い濃度から下降し，それ以降は，6時間安定して低下し，以後は平坦なパターンを示す

表9-4 各種ストレス環境における唾液中物質の変化[17]

物質名	系	身体的ストレス	精神的ストレス（急性）	精神的ストレス（慢性）
コルチゾール	HPA系	↑	↑	↑↓ a)
α-アミラーゼ	SAM系	↑	↑	↑
CgA	SAM系	↑	↑	↑→ b)
IgA	免疫系	↓→ c)	↑↓→ d)	↓

a) 初期のストレスに対して上昇する（↑）が，長期にわたると低下する（↓）
b) ストレスに対して上昇する（↑）と，ストレスに対して変化なし（→）の報告がある
c) ストレスに対して低下する（↓）と，ストレスに対して変化なし（→）の報告がある
d) ストレスに対して上昇する（↑）と，ストレスに対して低下する（↓）および変化なし（→）の報告がある

ストレスマネジメント

　心の健康を保つためのストレス対策としては，ストレスに対する個人の対処能力を高めること，個人を取り巻く周囲のサポートを充実させること，ストレスの少ない社会をつくることなどが考えられるが容易ではない．また，1998（平成10）年よりわが国の自殺者は3万人を超えていることから，自殺予防対策が重要である．自殺が生じる前に対策を講じ，予防につなげること，生じつつある自殺の危険に対して介入，予防すること，不幸にして自殺が生じてしまった場合に遺された人々に対する影響を少なくすること（自殺後の対応）が重要である．

　ストレスマネジメントの具体的方法としては，メンタルヘルスの不調で会社を休んでいる人に対処する場合，その会社に問題はないか，環境を変える必要はないかなど，環境調整を行う．また，多くのストレスを抱えているのに，本人が全く気付いていない場合もあるので，認知的な歪みを修正して，行動を修正してもらうようにする．特に，高齢者は相談相手が必要で，孤立を防ぐよう，地域で支援のネットワークをもつことが重要である．

　ストレスの予防対策として考えられるのは，運動をする，リラックスする，発想を転換する，感情を発散する，社会的支援基盤を作る，人間関係をよくすることなどであるが，特に意識的にでも笑うことが大切である．

参考文献
1) 杉晴夫：ストレスとはなんだろう．講談社，東京，2008.

2）新見道夫：ストレスに関連した神経ペプチドの役割．香川県立保健医療大学雑誌　5：1-6，2014．
3）新見道夫：ストレス評価における唾液中コルチゾールとα-アミラーゼの臨床的有用性．内分泌・糖尿病・代謝内科　46：71-78，2018．
4）村上正人：ストレスと心身医学．運動とストレス科学，武宮隆，下光一（編），杏林書院，東京，109-121，2003．
5）Kirschbaum C, Hellhammer DH: Salivary cortisol in psychoneuroendocrine research: Recent developments and applications. Psychoneuroendocrinol 19：313-333，1994.
6）Takai N, et al: Effect of psychological stress on the salivary cortisol and amylase levels in healthy young adults. Arch Oral Biol 49：963-968，2004.
7）Nakane H, et al: Salivary chromogranin A as an index of psychosomatic stress response. Biomed Res 18：401-406，1998.
8）Mestecky J: Saliva as a manifestation of a common mucosal immunity system. Ann N Y Acad Sci 694：184-194，1993.
9）厚生労働省．ストレスチェック制度マニュアル，2017-6-26
https://www.mhlw.go.jp/bunya/roudoukijun/anzensei12/pdf
10）http://www.hai-cell.com/stai.html
11）須賀京子ほか：基礎看護学実習における学生のストレスと免疫能．愛知きわみ看護短期大学紀要　2：63-68，2006．
12）岸本陽一，寺崎正治：日本語版　State-Trait Anxiety Inventoryの作成．近畿大学教養部研究紀要　17（3）：1-14，1986．
13）Lac G: Saliva assays in clinical and research biology. Pathol Biol；49：660-667, 2001.
14）Den R, et al: Circadian rhythm of human salivary chromogranin A. Biomed Res 28：57-60，2007.
15）Chida Y, Steptoe A: Cortisol awakening response and psychosocial factors: A systematic review and meta-analysis. Biol Psycho 80：265-278，2009.
16）Kudielka BM, et al: HPA axis responses to laboratory psychosocial stress in healthy elderly adults, younger adults, and children: impact of age and gender. Psychoneuroendocrinology 29：83-98, 2004.
17）新見道夫：唾液中バイオマーカーによるストレス評価．香川県立保健医療大学雑誌　9：1-8，2018．
18）Powell J, et al: Salivary and cortisol levels during recovery from intense exercise and prolonged, moderate exercise. Biol Sport 32：91-95，2015.
19）山口昌樹：唾液コルチゾール測定器の開発とビッグデータの活用．自律神経 51（3）：140-146，2014．
20）Nater UM, et al: Determinants of the diurnal course of salivary alpha-amylase. Psychoneuroendocrinol 32：392-401，2007.
21）Yamaguchi M, et al: The influence of physical stress on amylase activity in human saliva. ライフサポート15：4-11，2003．
22）Noto Y, et al: The relationship between salivary biomarkers and state-trait anxiety inventory

score under mental arithmetic stress: a pilot study. Anesth Analg 101：1873-1876，2005.
23) Takai N, et al: Effect of psychological stress on the salivary cortisol and amylase levels in healthy young adults. Arch Oral Biol 49：963-968，2004.
24) 新見道夫ほか：大学生の試験ストレスが唾液中コルチゾール，アミラーゼ，クロモグラニンAに及ぼす影響．香川県立保健医療大学雑誌　1：49-53，2009.
25) 田中喜秀：唾液ストレス関連成分の迅速分析法．臨床検査　52：441-449，2008.
26) Naito Y, Muro M: Association between salivary chromogranin A-like immunoreactivity secretion and sympathetic nerve activity. Health Behavior Sci 3（1）：17-23，2004.
27) Takatsuji K, et al: The effects of examination stress on salivary cortisol, immunoglobulin A, and chromogranin A in nursing students. Biomed Res 29：221-224，2008.
28) Fujimoto S, et al: Evaluation of stress reactions during upper gastrointestinal endoscopy in elderly patients: assessment of mental stress using chromogranin A. J Med Invest 54：140-145，2007.
29) Hamaguchi T, et al: Changes in salivary physiological stress markers induced by muscle stretching in patients with irritable bowel syndrome. BioPsychoSocial Med 2-20：1-8，2008.
30) Hucklebridge F, et al: The relationship between salivary secretory immunoglobulin A and cortisol: neuroendocrine response to awakening and the diurnal cycle. Int J Psychophysiol 31（1）：69-76, 1998.
31) Deinzer R, et al: Prolonged reduction of salivary immunogrobulin A（sIgA）after a major academic exam. Int J Psychophysiol 37（3）：219-232, 2000.

第10章 感染症の現状とその予防

I 感染症の現状

　世界保健機構（WHO）が「World Health Report」として2016年に全世界の約5,690万人の死亡原因を調査しているが，それによると，細菌やウイルス感染による死因は非常に多く，最も多い感染症が肺炎で約300万人が死亡している．その他は，下痢性疾患140万人，結核130万人が死亡し，後天性免疫不全症候群（エイズ）は100万人，マラリアは約43万人であった．

　わが国では，死医の1〜3位ががん，心疾患，脳血管障害がきて肺炎が第4位であるが，世界的にみると，まだ，感染症を取り巻く状況は厳しい．また，考え方によっては，抗菌薬を簡単に手に入れることができる先進国でも，肺炎が死因の4位であることから，決して侮ることはできない．先進国では，メチシリン耐性黄色ブドウ球菌（MRSA）などの院内感染が問題となっており，抗菌薬の効かない耐性菌はきわめて厄介であり，今後も増加が予想される．

　1970年以降，エボラ出血熱やウエストナイル熱など少なくとも30以上のこれまで知られていなかった新興感染症が報告されている．2002年に世界的な騒動へと発展した重症急性呼吸器症候群（severe acute respiratory syndrome; SARS），鳥インフルエンザA（H5N1）（H7N9）ウイルスのヒトへの感染伝播の増加，パンデミックインフルエンザA（H1N1）2009の発生と感染の蔓延，中東呼吸器症候群など，次々と新たな問題が出現している．

　一方，再興感染症は「公衆衛生の発展でいったん制圧されたと考えられていたが，再び問題となってきた感染症」を意味し，これには，結核，マラリア，ジフテリアなどが含まれる．これらの感染症と共通の問題点は，個人，施設，地域を超えて感染が伝播拡大し，世界のどこでも罹患し，パンデミックが起こり得る可能性を有している．

　本章では，最近のわが国の感染症対策と，世界各国が協力して対策を進めなければならない感染症であるインフルエンザ，結核，エイズについて述べる．

II 最近のわが国の感染症対策

わが国では，世界的な感染症の広がりおよびその性格の変化に対応するため，1999年4月に「感染症の予防および感染症の患者に対する医療に関する法律」感染症法が施行され，患者の人権に配慮した感染症対策がとられるようになった．また，海外における感染症の発生，グローバル化，保健医療を取り巻く環境の変化に対応するため，2008年5月に感染症法が改正され，対策の充実が図られた．また，2014年11月の法改正では，感染症に関する情報収集体制の強化などが行われた．

感染症法では，症状の重さや病原体の感染力から，感染症を分類した（表10-1）．また，世界における感染症の流行状況などに迅速に対応できるように，指定感染症や新感染症が加えられた．結核は結核予防法が廃止され，感染症法の2類感染症に位置付けられた．

表10-1 感染症の類型・定義（2016年，文献[2]より引用改変）

1類感染症	感染力，罹患した場合の重篤性などに基づく総合的な観点からみた危険性がきわめて高い感染症 ［エボラ出血熱，クリミア・コンゴ出血熱，痘そう，南米出血熱，ペスト，マールブルグ病，ラッサ熱］
2類感染症	感染力，罹患した場合の重篤性などに基づく総合的な観点からみた危険性が高い感染症 ［急性灰白髄炎，結核，ジフテリア，重症急性呼吸器症候群（SARS），鳥インフルエンザ（H5N1），鳥インフルエンザ（H7N9），中東呼吸器症候群］
3類感染症	感染力，罹患した場合の重篤性などに基づく総合的な観点からみた危険性が高くないが，特定の職業への就業によって感染症の集団発生を起こしうる感染症 ［コレラ，細菌性赤痢，腸管出血性大腸菌感染症，腸チフス，パラチフス］
4類感染症	動物，飲食物などを介してヒトに感染し，国民の健康に影響を与えるおそれのある感染症（ヒトからヒトへの感染はない） ［E型肝炎，A型肝炎，黄熱，Q熱，狂犬病，炭疽，鳥インフルエンザ（鳥インフルエンザ（H5N1，H7N9）を除く），ボツリヌス症，マラリア，野兎病，その他の感染症（政令で規定）］
5類感染症	国が感染症の発生動向の調査を行い，その結果などに基づいて必要な情報を国民一般や医療関係者に情報提供・公開していくことによって，発生・まん延を防止すべき感染症 ［全数把握］ 侵襲性髄膜炎菌感染症，風しん，麻しん，ウイルス性肝炎（E型，A型を除く），破傷風，後天性免疫不全症候群 など ［定点把握］ インフルエンザ，感染性胃腸炎，流行性角結膜炎，MRSAなど

Ⅲ インフルエンザ

（1）A型インフルエンザの流行

　A型ウイルス表面には感染・防御に関係する赤血球凝集素（HA）とノイラミニダーゼ（NA）の2つがあり，HAに16種類（H1～H16），NAに9種類（N1～N9）の亜型がある．これまで20世紀および21世紀におけるA型インフルエンザの大流行は5回起こっている．

　第1回（1918～20年）：スペインかぜ；H1N1型
　第2回（1957～58年）：アジアかぜ；H2N2型
　第3回（1968～69年）：香港かぜ；H3N2型
　第4回（1976～77年）：ソ連かぜ；H1N1型
　第5回（2009～10年）：パンデミックインフルエンザA（H1N1）2009

（2）パンデミックインフルエンザA（H1N1）2009

　2009年4月メキシコにおいて発生したと考えられる新型インフルエンザは米国，カナダ，ヨーロッパ大陸，アジア大陸と瞬く間に拡大し，WHOは6月にパンデミックを宣言した．その後，このインフルエンザの名称はパンデミックインフルエンザA（H1N1）2009となった．

　このインフルエンザは世界的にみて，若年者に多く，特に，わが国では20歳以下が大多数を占めた．過去に接種したワクチンや季節性インフルエンザの抗原性との交叉性を有し，長年者には何らかの免疫・抵抗性があったと想定される．214の国と地域に感染が報告され，公式には18,097人が亡くなったが（2010年5月時点），死亡者数は，各国によってかなり

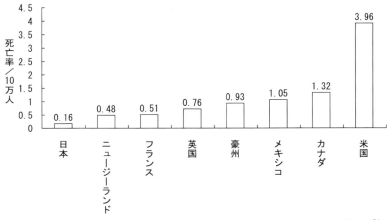

図10−1　パンデミックインフルエンザA（H1N1）2009死亡率の各国比較[5]

異なる．図10-1に各国のインフルエンザ死亡率の比較を示す．わが国においては，200例弱（10万人当たり死亡率0.16）であり，世界的にみて極めて少なかった．これは，インフルエンザの迅速診断と，それに続く抗インフルエンザウイルス薬投与という定着したインフルエンザ治療体制が大きく貢献したと考えられる．また，日本の医療制度の良さ，国民の健康意識の高さ（手洗いやうがいなど），学校閉鎖などの公衆衛生対策が的確であったことなども要因として挙げられる．米国やメキシコで死亡者が多かったのは，客観的に十分検証されなければならないが，治療がなされていない人々に重症者，死亡者が多かったことから，1つは医療機関へのアクセスの悪さが挙げられる．メキシコで健康保険に加入している人は国民の4割ぐらいで，米国でも全員が加入しておらず，日本での健康保険制度がきわめて有効に働いた結果とも考えられる．ワクチン接種は死亡率を下げるという点では有効とされているが，今回は感染がかなり広がってから投与されているので，その影響については十分検証されていない．

（3）鳥インフルエンザ

鳥インフルエンザは2類感染症に属している．鳥インフルエンザA（H5N1）ウイルス感染は，1997年に香港で感染が発生し，18例中6例が死亡したのが始まりである．その後，2003年以降から2015年までに，タイ，ベトナム，インドネシアなどの東南アジアが中心であったものから欧州，アフリカにも拡大し，これまでに844人の患者が発生し，449人の死者がでている（致死率53%）．また，中国では，2013年以降，冬季にピークをもつA（H7N9）感染症が継続しており，2015年までに，275人の死亡例を含む677人の感染がWHOに報告されている．

ともに，基本的には鳥に感染するウイルスであるが，感染した鳥との接触やウイルスに汚染された環境を介して，ヒトに感染しうる．わが国では，まだ，報告例はないが，いつ日本に侵入するかはわからない．このため，政府は，2013年に「新型インフルエンザ等対策ガイドライン」を策定した．その概要を表10-2に示す．

表10-2　新型インフルエンザ等対策ガイドラインの概要[7]

○各分野における対策の具体的な内容・実施方法を明記．
○本ガイドラインの周知・啓発により，国のみならず，地方公共団体，医療機関，事業者，家庭，個人等における具体的な取り組みをより促進．

| サーベイランス・情報収集、情報提供・共有 |

1. サーベイランスに関するガイドライン
   ：平時よりインフルエンザの発生動向について情報収集及び分析評価を行える体制を整備し，対策立案・国民等への情報還元に活用．
2. 情報提供・共有（リスクコミュニケーション）に関するガイドライン
   ：国民や関係機関に適切な情報提供を行い，その理解と協力を求め，社会的混乱を防止．
   情報提供体制の整備．

| 予防・まん延防止 |

3. 水際対策に関するガイドライン
   ：国内でのまん延をできるだけ遅らせるため，病原性等に応じた検疫を実施．在外邦人への支援等を実施．
4. まん延防止に関するガイドライン
   ：流行のピークをできるだけ遅らせ，またそのピーク時の患者数等を小さくし，患者数を医療提供能力の範囲内に抑制するため，咳エチケット，手洗い等の促進や，緊急事態においては不要不急の外出の自粛，施設の使用制限の要請などのまん延防止対策を実施．
5. 予防接種に関するガイドライン
   ：ワクチンの確保，供給体制，特定接種及び住民接種の接種対象者及び接種体制等を提示．

| 医療 |

6. 医療体制に関するガイドライン
   ：医療提供体制を整備し，発生段階や役割分担に応じた適切な医療を提供．
7. 抗インフルエンザウイルス薬に関するガイドライン
   ：抗インフルエンザウイルス薬を備蓄し，流通体制を整備するとともに，医療機関における適切な投与方法を周知．

| 国民生活及び国民経済の安定の確保 |

8. 事業者・職場における新型インフルエンザ等対策ガイドライン
   ：事業継続計画の策定や対策体制の確立等，事業者や職場における社会・経済機能の維持に向けた取組を促進．
9. 個人，家庭及び地域における新型インフルエンザ等対策に関するガイドライン
   ：個人，家庭及び地域に求められる準備や発生時における適切な行動を啓発．
10. 埋火葬の円滑な実施に関するガイドライン
    ：死亡者が多数となった場合の埋火葬に関する体制を整備．

IV 結核

　WHOによる2016年の報告によると，全世界の患者数は，1,040万人で，結核死者数は130万人とされ，発展途上国の人たちに圧倒的に多い．結核の蔓延の原因としては，世界的な交通網の発達による旅行者の増大や移民の増加，薬剤耐性の結核菌の登場，難民キャンプなどでの大量発生，人口の増加，ことに開発途上国での増加，エイズ感染者の増加と

結核の合併，貧困による劣悪な環境や社会的無関心などである．

(1) わが国の結核対策のあゆみ

　結核は，1935（昭和10）年から1950（昭和25）年まで死因順位の第1位を占めていたが，その後，生活水準の向上や結核対策の推進により罹患率は急激に減少した．しかし，1997（平成9）年に新規登録患者数，罹患率は上昇に転じ，1999（平成11）年に結核緊急事態宣言が出されている．2004（平成16）年に結核予防法が大きく改正され，さらに，2006（平成18年）には結核予防法を廃止し，改正感染症法に統合し，2類感染症に位置づけられた．最近の結核の登録患者および罹患率は，年々低下しているが，2017年（平成29年）においては，年間16,789人の新規患者が発生し，その罹患率は13.3であり，先進諸国の中ではまだ高い状況にある（表10−3，10−4）．

表10−3　諸外国と日本の結核罹患率[2]

国　名	罹患率（人口10万人対）
アメリカ合衆国（'16）	2.7
カナダ（'16）	4.8
デンマーク（'16）	5.1
オランダ（'16）	5.2
オーストラリア（'16）	5.7
イタリア（'16）	6.4
ドイツ（'16）	7.0
スウェーデン（'16）	7.1
フランス（'16）	7.2
イギリス（'16）	8.8
日本（'17）	13.3

表10−4　わが国における結核新規登録患者数および罹患率[2]

年度	新登録患者数	罹患率（人口10万人対）
2009年	24,170	19.0
2010年	23,261	18.2
2011年	22,681	17.7
2012年	21,283	16.7
2013年	20,495	16.1
2014年	19,615	15.4
2015年	18,280	14.4
2016年	17,625	13.9
2017年	16,789	13.3

（２）肺結核の現状と最近の特徴

　肺結核は，人から人へと飛沫核（空気）感染することによって発病し，狭い空間で長時間空気を共有することが，集団感染の温床となる．最近では，会社や工場，学校，病院などでの集団感染事例が目立っている．結核菌を肺胞内に吸引することが必要条件であるが，全員が感染するわけではない．頻回・多量に吸引した場合，結核菌は感染防御機序を乗り越えて増殖を開始し，感染が成立する．結核は，いったん感染すれば，一生のうちに約１割の人が発病すると言われている．その発病の時期は，30年，40年でも可能であり，宿主の状態によりいつでも活動を開始する．発病は高齢者が多く，2/3は65歳以上，半数が75歳以上，1/4が85歳以上となっている．

　わが国の結核は地域格差が大きく，大阪，東京，名古屋など社会的弱者の多い大都市に多い．また，若年者の結核も問題であり，20〜30代で2,000人以上の人々が１年間に結核を発症し，特に，ネットカフェ，ゲームセンター，カラオケ，パチンコなど多数集まる場所から感染事例の報告が続いている．また，就労を目的とした外国人結核割合が，2000年の2.4％から2016年の7.6％に増加している．

（３）肺結核の診断と感染の推測法

　２週間以上続く咳，痰，発熱が典型的な症状である．糖尿病，担癌状態，免疫抑制薬や副腎ステロイドの投与，高齢が重要なリスク要因となる．このような場合，胸部Ｘ線写真と喀痰抗酸菌検査（塗抹，培養，核酸増幅法）を実施する．結核の院内感染対策の第一は，肺結核の見逃しをなくすことである．

　結核感染の推測法は，従来ツベルクリン反応のみがこの方法であったが，近年，インターフェロンγ遊離試験が開発され普及している．これは試験管内で特異抗原を用いてリンパ球を刺激後に産生されるインターフェロンγ量を測定することによって結核感染を判断する検査法である．しかし，この検査はツベルクリン反応検査に代わる特異性の高い検査ではあるが，100％ではなく，解釈に注意が必要である．

（４）治療と予防

　肺結核の治療は，多剤併用療法で行う．標準治療は，初回治療で薬剤感受性結核である場合，初期２か月を強化期間としてRFP（リファンピシン），INH（イソニコチン酸ヒドラジド），PZA（ピラジナミド）にEB（エタンブトール）ないしSM（ストレプトマイシン）を併用した４剤で行い，その後，維持期としてRFP，INHの２剤併用療法を開始から６カ月を経過するまで行う．

肺結核治療の問題点は、薬剤耐性、薬剤副作用、服薬コンプライアンスである。現在は、直接服薬確認法（DOTS）を入院中から実施し、外来でも各種の服薬確認法を用いて対処している。結核と診断された場合は、治療を中断せずに治癒するまで継続することが大切である。また、結核を発症しないためには、健康的な食事や十分な睡眠、健康への留意などが重要である。

HIV感染症（エイズ；AIDS）

AIDS（Acquired Immunodeficiency Syndrome：後天性免疫不全症候群）は、HIV（Human Immunodeficiency Virus：ヒト免疫不全ウイルス）の感染によって引き起こされる細胞性免疫不全状態を主な病態とする疾患である。WHOの報告によれば、今日世界には3,690万人のHIV・エイズ患者がいると推定され、その大部分はサハラ以南のアフリカに集中しており、その地域に多大な医療や経済への負担を課している（表10-5）。また、1985年に2番目のヒト免疫不全ウイルス（HIV-2）が発見されたが、ほぼ西アフリカに限定してみられ、HIV-1に比べると感染性、病原性ともに弱く感染症の75%は生涯無症候で経過するとされている。わが国においてもHIV感染症は稀な疾患ではなく、HIV・エイズ感染者が28,832人と報告されている（2017年）。一方、治療は大きく進歩し、今ある抗HIV薬だけでHIV感染者の多くは、寿命をまっとうできるまでに到達している。

（1）エイズ対策のあゆみ

1981（昭和56）年、初めて米国でエイズが報告された。わが国では、1985（昭和60）年に、血友病患者がHIVに汚染された非加熱濃縮血液製剤を投与され、HIV感染の被害にあったことから、エイズ対策は始まった。その後、性的接触による感染が増加し、1989（平成

表10-5　世界の地域別HIV感染者数
（推定中央値、国連合同エイズ計画、2018年現在）[2]

	HIV 感染者推計数（万人）
総数	3,690
東部・南部アフリカ	1,960
西部・中央アフリカ	610
ラテンアメリカ・カリブ海沿岸	211
アジア太平洋	520
東欧・中央アジア	140
中東・北アフリカ	22
西欧・中欧・北アメリカ	220

元）年にエイズ予防法が成立した．1998（平成10）年にエイズ予防法は廃止され，4類感染症の1つとして感染症法の対象疾患となった．2003（平成15）年に感染症法の改正により，エイズは5類感染症になった．

（2）わが国のHIV感染者・エイズ患者の動向

わが国の届出状況（2017年）によると，HIV感染者が19,896人，エイズ患者が8,936人と報告されている．また，新規診断症例数はHIV感染者が976人，エイズ413人（2017年）で，近年横ばいである（図10－2）．

HIV感染の原因は，同性間の性的接触が67.4％，異性間の性的接触が19.6％となっており，静注薬物使用が0.1％，母子感染によるものは0で，その他は2.7％，不明が10.2％と報告されている．

（3）HIV感染・エイズの診断

感染初期には，多くの人が何らかの症状を呈し，発熱，頭痛，皮疹などが多い．HIVに対する抗体は感染してから6～8週間に陽性になるが，それまでの期間はスクリーニング検査で陰性になってしまう．したがって危険な行為から3ヵ月以上経過してから検査を受けることが重要である．

HIVの抗体検査は通常2段階でなされる．まず，HIV-1/2抗体・抗原キットでスクリーニング検査を行い，陽性であったら，確認検査としてウエスタンブロット法（免疫転写法）を行う．HIV RNA量を検査する方法もあるが，高価であるため，HIV感染が確定してから行われることが多い．

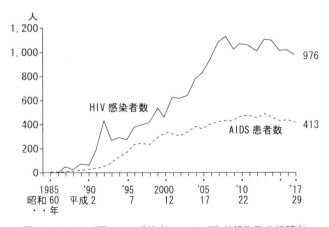

図10－2　わが国のHIV感染者・エイズ患者報告数の推移[2]

検査は病院以外で行われる場合は，保健所内で行われる検査と自治体が開設している特殊検査所があり，基本的に無料・匿名で行われている．また，最近では，郵送検査も実施されている．

エイズの診断は，HIV感染者が，エイズ動向委員会で定められた23の疾患もしくは状態（日和見感染症，腫瘍，HIV脳症など）と診断された場合にエイズと診断する．

（4）エイズの治療

HIV感染・エイズの治療は1996年以来，多剤併用療法（highly active antiretroviral therapy: HAART）が基本となっている．これは最低3剤の抗ウイルス薬を組み合わせて投与するが，抗HIV薬剤ウイルス活性の増強，薬物体内動態の改善などにより，HIV感染者の予後は劇的に改善した．また，その後の薬剤の改良により，複数の有効成分を配合し1日1回1錠の内服で治療可能な薬剤の選択肢も増えている．

かつてはある程度免疫不全が進行してから抗HIV薬を開始するのが標準とされていたが，現在では，免疫不全の進行度にかかわらずすべてのHIV感染者が抗HIV療法の適応と考えられるようになった．

治療にあたっては，服薬アドヒアランス（患者が積極的に治療方針に参加したうえでの服薬遵守）が重要となる．また，体内からHIVを排除できる根治療法は確立しておらず，服薬は生涯継続する必要がある．

（5）HIV感染・エイズの対策

WHOは，12月1日を世界エイズデーと定め，エイズに関する啓発活動を実施している．HIVの感染経路は限られているのでより安全なセックスを心がけ，HIVの感染を防ぐことが大切である．わが国でも，性の低年齢化，解放化，無防備化が進んでいるといわれ，青少年への科学的根拠に基づいたエイズ教育の重要性が増している．また，男性同性愛者への普及啓発としての取り組みを進めていくことも重要である．

参考文献
1）死亡原因トップ10 －日本WHO協会：https://www.japan-who.or.jp＞act＞factsheet
2）厚生の指標　国民衛生の動向　2019/20，66（9），2019．
3）賀来満夫ほか：感染症・感染制御のトレンドと未来に向けての地域ネットワーク．医学のあゆみ231（1）：5-10，2009．
4）工藤宏一郎：パンデミック（H1N1）2009の2009-2010流行の総括と得た教訓．内科　106（5）：

773-780，2010．

5）正林督章：新型インフルエンザ（A/H1N1）対策 ― わが国における対応．日医雑誌 139（7）：1459-1463，2010．

6）中島一敏，賀来満男：鳥インフルエンザ（H5N1）（H7N9）ウイルス．INFECTION CONTOROL 24（12）：54-57，2015．

7）内閣官房：新型インフルエンザ等対策ガイドライン，2013
https://www.cas.go.jp/jp/seisaku/ful/keikaku/pdf/gl.guideline.pdf

8）加藤誠也：わが国の結核の現状と世界の動向．日医雑誌 147（1）：17-20，2018．

9）佐々木結花：結核菌診断と治療の最前線 147（1）：21-25，2018．

10）味澤篤：HIV感染症とエイズの診断基準．日内会誌 98（11）：27-29，2009．

11）今村顕史：HIV感染症検査のアップデート～日本における検査体制の現状と課題～．HIV感染症とAIDSの治療 9（2）：19-24，2018．

12）塚田訓久：疾患別の抗ウイルス薬 抗HIV薬．臨床と微生物 45（6）：713-717，2018．

索引

〔あ〕
赤ワイン…65
アセトアルデヒド…19, 22
アディポカイン…32, 33
アディポネクチン…33
アミロイドカスケード仮説…62
アミロイドβ…63, 64
アミロイドワクチン…63
アルコール…18
アルコール依存症…20
アルコール飲料…18, 21
アルコール性肝硬変…21
アルコール性肝障害…20
アルコール脱水素酵素…19
アルツハイマー病…61

〔い〕
胃がん…54
遺伝子…51
遺伝子多型…19
飲酒…18
飲酒運転…23
飲酒習慣…18
インスリン感受性…32
インスリン抵抗性…34
院内感染…79
インフルエンザ…81

〔う〕
うつ病…69, 70
運動…12
運動処方…13
運動療法…12, 45

〔え〕
エイズ…86
エイズ教育…88
HIV感染症…86
エクササイズ…12
エネルギー…9
塩分…10

〔お〕
オメンチン…34

〔か〕
カーボカウント…43
介護保険制度…66
貝原益軒…5, 12, 18, 23
喀痰細胞診…54
過敏性腸症候群…74
過眠症…16
カルシウム…10
がん…51
がん検診…53, 54
感染症…79
がん対策基本法…52
がんチーム医療…58
がん疼痛治療法…58
がんの予防法…55
緩和医療…57
緩和ケアチーム…58

〔き〕
喫煙…23
基本的人権…1
休養…14
境界型…42
胸部X線検査…54

索引

虚血性心疾患…25
禁煙支援…26, 28
禁煙指導…26
禁煙治療…27
禁煙補助薬…27

〔く〕
グライセミック・インデックス…43

〔け〕
結核…83
欠食…11
血糖値…42
血友病患者…86
健康…1
健康寿命…2
健康増進…1
健康日本21…5
検尿…47

〔こ〕
高血圧…11
後天性免疫不全症候群…86
高尿酸血症…22
国際糖尿病連合…30
国民医療費…4
国民健康づくり対策…4
孤食化…12
骨粗鬆症…10
コルチゾール…68, 69
コレステロール…10

〔さ〕
再興感染症…79
最大酸素摂取量…13

〔し〕
子宮頸がん…54
糸球体濾過量…46
自殺…76

脂質…9
脂質異常症…21, 65
視床下部…68
質問調査…70
死の四重奏…30
脂肪細胞…32
受動喫煙…25
食育…11
食行動…36
食事摂取基準…7
食事バランスガイド…7
食事療法…43, 49
食物繊維…9, 43
心血管病…34, 48
新興感染症…79
腎移植…49
身体活動…12, 56
身体的ストレス…73
腎不全…48
心理療法…28

〔す〕
推定糸球体濾過量…46
睡眠…14
睡眠時間…15
睡眠障害…16
ストレス…68
ストレス関連疾患…69
ストレスマネジメント…76
スピリチュアルペイン…57

〔せ〕
生活活動…12
生活習慣病…3
精神的ストレス…74
成人病…3
世界保健機構…1, 79
前立腺がん…54
前立腺特異抗原…54

〔そ〕
早期発見…52

〔た〕
対策型検診…53
胎児性アルコール症候群…22
大腸がん…54
耐糖能異常…30
唾液中 IgA…75
唾液中 α－アミラーゼ…73
唾液中クロモグラニン A…74
唾液中コルチゾール…72
多剤併用療法…85, 88
たばこ…24
炭水化物…9
たんぱく質…9
たんぱく制限…49
蛋白尿…47

〔ち〕
直接服薬確認法…86
チンギスハン…3

〔て〕
適正飲酒…23
鉄…10

〔と〕
糖質…9
透析…47
糖尿病…40
糖尿病腎症…48
糖尿病診断基準…42
糖尿病予備群…42
糖負荷試験…42
動脈硬化…26
特定健診・特定保健指導制度…12
鳥インフルエンザ…82

〔な〕
内臓脂肪肥満…30

〔に〕
ニコチン…24
ニコチン依存症…27
ニコチン製剤…27
日内変動…74
日本食…10
乳がん…54
２類感染症…80
任意検診…53
妊娠…22
認知症…60

〔の〕
脳血管性認知症…60
脳梗塞…25
脳死下での臓器提供…49
ノンレム睡眠…15

〔は〕
肺炎…79
肺がん…25, 54
肺結核…85
バスピン…34
バレニクリン酒石酸塩…28
ハンス・セリエ…68
パンデミックインフルエンザ A
（H1N1）2009…79

〔ひ〕
ビタミン…9
ヒトパピローマウイルス…56
ヒト免疫不全ウイルス…86
肥満症…35
微量アルブミン尿…48

〔ふ〕
腹囲…30

索引

〔へ〕
平均寿命…1
平均睡眠時間…15
ヘリコバクター・ピロリ菌…56
便潜血検査…54

〔ほ〕
保健指導…35
ボルグ指数…13

〔ま〕
マラリア…79
慢性腎臓病…35, 46
慢性閉塞性肺疾患…25
マンモグラフィ…54

〔み〕
未病…3

〔め〕
メタボ対策…35
メタボリックシンドローム…30, 48
メチシリン耐性黄色ブドウ球菌…79
メッツ…12
メンタルヘルス…76

〔ゆ〕
有酸素運動…14
豊かな人生…1

〔よ〕
養生訓…5, 12, 18, 24
予防医学…3

〔れ〕
レビー小体型認知症…60
レプチン…33
レム睡眠…15

〔ろ〕
老人斑…62

〔わ〕
ワクチン接種…63, 82

~著者略歴~

新見道夫（にいみみちお）

1974年　昭和大学医学部卒業
1974年　岡山大学医学部第三解剖学副手
1976年　岡山大学医学部附属病院第三内科入局
1983年　香川医科大学附属病院臨床検査部講師（同副部長兼務）
1986年　米国チューレン大学留学
1995年　香川医科大学臨床検査医学助教授
2003年　香川県立医療短期大学臨床検査学科教授
2004年　香川県立保健医療大学臨床検査学科教授
2013年　香川県立保健医療大学名誉教授
2017年　香川県立保健医療大学大学院保健医療学研究科臨床検査学専攻博士後期課程特任教授

医学博士，日本内科学会認定内科医

JCOPY 〈(社)出版者著作権管理機構 委託出版物〉
本書の無断複写（電子化を含む）は著作権法上での例外を除き禁じられています。本書をコピーされる場合は、そのつど事前に(社)出版者著作権管理機構（電話 03-3513-6969、FAX 03-3513-6979、e-mail: info@jcopy.or.jp）の許諾を得てください。
また本書を代行業者等の第三者に依頼してスキャンやデジタル化することは、たとえ個人や家庭内での利用であっても著作権法上認められておりません。

元気で長生きのための　**健康増進科学論　改訂版**

2012 年 3 月12日　初版発行
2014 年 3 月10日　第 2 刷発行
2019 年12月10日　改訂版発行

著　者　　新見　道夫

発　行　　ふくろう出版
〒700-0035　岡山市北区高柳西町 1-23
友野印刷ビル
TEL：086-255-2181
FAX：086-255-6324
http://www.296.jp
e-mail：info@296.jp
振替　01310-8-95147

印刷・製本　友野印刷株式会社
ISBN978-4-86186-770-5 C3047　ⒸNiimi Michio 2019

定価はカバーに表示してあります。乱丁・落丁はお取り替えいたします。